儿童常见病
识别与家庭养护计划

翟松会 邓 辉 主编

化学工业出版社
·北京·

本册编写人员名单
名誉主编：杨　昆
主　　编：翟松会　邓　辉
副 主 编：罗　婕
编写人员：邓　辉　罗　婕　高　畅　何　谦　骆梦婕　余切琳　李　莉　陈　丽　匡红梅

图书在版编目（CIP）数据

儿童常见病识别与家庭养护计划 / 翟松会，邓辉主编. -- 北京 : 化学工业出版社，2025. 11. -- ISBN 978-7-122-49497-9

Ⅰ. R72

中国国家版本馆 CIP 数据核字第 2025DQ2531 号

责任编辑：杨晓璐　杨骏翼　　装帧设计：逗号张文化
责任校对：李雨晴

出版发行：化学工业出版社（北京市东城区青年湖南街 13 号　邮政编码 100011）
印　　装：中煤（北京）印务有限公司
710mm × 1000mm　1/16　印张 8　字数 156 千字　2025 年 11 月北京第 1 版第 1 次印刷

购书咨询：010-64518888　　售后服务：010-64518899
网　　址：http：//www.cip.com.cn
凡购买本书，如有缺损质量问题，本社销售中心负责调换。

定　　价：39.80 元

前言

如今老百姓对身心健康的需求已迈入全面升级的新阶段，呈现出从“被动治病”到“主动调养”的根本性转变。更多的人越来越愿意去了解专业的医学知识，以中西医结合的思维来进行日常身体养护和疾病调理。

四川大学华西第二医院成华妇女儿童医院（成都市成华区妇幼保健院)在长期致力于为妇女儿童身心健康保驾护航的基础上，又结合自身的能力特点，在上班族常见病调理、骨与关节保健和疾病治疗中也发展出了自己的专科特色。

在日常诊疗工作中，我们真切感受到老百姓对医疗知识了解得越多,在身体调理、疾病治疗中收益就越大:但我们也越来越多地看到，网络信息良莠不齐，时常误导老百姓的就医行为，甚至带来一些不可逆的伤害，所以我们组织医院各科室专业过硬、善于与患者沟通的一线专家，深挖患者门诊常见问题，组织编写了以下5个分册的科普图书——

《好孕从调理体质开始：中医备孕计划》：本书指导您如何通过中西医结合的方式调理体质，营造最佳的受孕环境，为新生命的到来做好更充分的准备。

《儿童常见病识别与家庭养护计划》：针对家长最为焦虑的儿童健康问题，教您如何辨别常见病症的苗头，并运用中医温和有效的方法进行家庭护理，助力孩子健康成长。

《骨与关节健康养护计划》：聚焦困扰各年龄段人群的筋骨问题，从日常养护到功能锻炼，提供系统的保健方案，让骨与关节更健康。

《女性身体养护计划》：关注女性的健康问题，从营养膳食、科学运动、心理调适、中医调理等多个维度出发，为您提供切实可行的行动方案，呵护身心健康。

《上班族体质调理计划》：针对现代职场人士常见的亚健康状态，如疲劳、压力、肥胖等问题，提供简便易行的中医调理建议，帮助您重拾生活与工作的活力。

本套丛书语言力求通俗易懂，方法追求实用安全，旨在将专业的中医知识转化为每个家庭都能理解和操作的日常实践。我们不仅告诉您“为什么”，更着重指导您“怎么做”，成为您放心学习、多次翻看的日常健康生活指南。

由于水平所限，书中难免有疏漏之处，恳请各位读者和同仁不吝指正。最后，祝愿每一位翻开此书的朋友，都能收获健康、平和与喜悦。

四川大学华西第二医院成华妇女儿童医院

（成都市成华区妇幼保健院）

目录

第一章

学会观察，是保持孩子健康的第一步

作为家长，

每天和孩子朝夕相处，

您可以通过“看”和“闻”轻松掌握孩子的健康信号！

中医儿科常用的“望诊”“闻诊”，

其实都是生活中稍加留意就能学会的小技巧，

一起来看看吧！

望一望：眼睛就是健康『扫描仪』

◎ 望神态：观察孩子神态，洞悉成长奥秘

◆ **健康表现**

眼睛明亮有神、表情自然活泼、反应灵敏。

◆ **异常信号**

· 眼神呆滞、总想睡觉

可能感冒发热或体质虚弱。

· 神情不安、过度兴奋，烦躁不安

可能有内热或积食。

· 突然变得安静、不爱玩耍

可能是身体不舒服的预警。

小贴士

孩子清醒时观察最准确，避开刚睡醒时的迷糊状态。

警报：孩子出现如精神不振，疲乏少动，没有生气，即使症状不重，也要多加注意，留心观察，必要时及时就医！

◎ 望色：孩子面部颜色透露的健康密码

◆ **健康面色**

中国小朋友的健康面色常表现为颜色微黄或白，透红润，显光泽。

◆ **异常警报**

· 面色发黄

可能是黄疸，脾虚，或因过食胡萝卜、南瓜、红薯等食物。

· 面色发白没光泽

提示气血不足、肺脾气虚，易生长迟缓、反复感冒。

· 面部白斑

或积食，或虫积，常有腹痛腹胀。

· 下眼袋明显（睡眠弧）

多为脾虚湿盛或食积，并多有夜卧不安、吵夜等情况。

· 下眼睑紫红

多为脾胃积食、积热。

· 下眼睑青紫

多为脾胃寒湿、虚寒。

· 鼻周，唇周发青

多为肝脾不调，常有吐奶、夜啼、腹痛等。

· 鼻根青筋

常易惊风、腹痛等。

注意：望色应在自然光线（日光）下进行，保证宝宝处于平静状态，避免剧烈运动、情绪波动、过饥过饱、冷热不调等情况下观察面色。

◎ 望舌：舌色舌苔，身体“晴雨表”

◆ 健康舌头

淡红色舌体，薄白舌苔。

◆ 异常警报

· 舌苔又白又厚（像积雪）

寒湿困脾或积食初期，体内有寒气，湿气。

· 舌苔又黄又厚（像黄油）

积食化热或风热感冒，吃太多不消化，郁而化热或感冒发烧有热。

· 舌苔部分剥落（地图舌）

胃气阴不足。常见于体质较弱、反复生病、偏食挑食或病后恢复期的孩子。

· 舌苔很少甚至没有（镜面舌）

胃阴严重亏损。多见于长期疾病、高热后期或严重营养不良的孩子。

· 舌红＋舌苔很少＋红点（草莓舌）

肺胃热盛（体内热毒炽盛，常见于风热感冒、咽喉肿痛，或某些发疹性疾病早期。

· 舌苔水滑（口水多）

脾虚湿盛或脾阳虚（身体水液代谢差，水湿内停）。

小贴士

看舌头要在早上刷牙前、自然光下看；要结合孩子吃饭、睡觉、大便和精神状态一起看。

注意：孩子的舌苔变化比成人快，一次吃多了、有点着凉，舌苔可能很快有反应。关键是看变化趋势和伴随症状。

◎ 望排泄物：别嫌弃，这是健康“情报站”

观察宝宝排泄物主要包括以下几方面：痰液、鼻涕、呕吐物、大小便。

◆ 异常信号

· 痰液清稀夹泡沫

多因风寒感冒或咳嗽。

· 痰多色白黏稠

多因痰湿咳嗽。

· 痰多色黄稠

多因痰热咳嗽。

· 痰中带血

多因热伤肺络。

· 鼻塞流清涕

多因风寒感冒。

· 流黄涕

多因风热感冒。

· 流黄脓鼻涕，鼻液伴腥臭

多因急慢性鼻窦炎。

· 呕吐物稠浊带发酵臭味

多因胃热，积食。

· 呕吐物清稀无臭味

多因胃寒。

· 大便干硬像羊粪蛋

肠燥缺水或内热。

· 大便黏马桶冲不净

湿气重。

· 大便稀，色黄夹黏液，气味臭秽

肠道湿热、暑湿。

· 大便稀，色清夹泡沫，臭气轻

风寒泄泻。

· 大便稀薄，夹白色凝块或不消化食物、气味酸臭

内伤乳食，不消化。

· 大便稀溏，夹不消化食物，色淡不臭，食后易泻

脾胃虚食滞不化。

· 大便蛋花样或豆腐渣样

谨防急性肠炎，及时就医。

· 大便白色或者陶土色伴腹痛、呕吐等

谨防胆道梗阻，立即就医。

· 鲜血红色、暗红色、黑色大便

可能是消化道出血，立即就医。

· 小便色深黄量少

身体缺水或有湿热。

小贴士

手机拍照记录异常排泄物，方便就医时给医生参考。

闻一闻：鼻子耳朵都是『健康检测仪』

◎ 闻声音：孩子声音会“说话”

听宝宝发出的声音主要包括以下几方面：说话声、哭声、咳嗽声、呼吸声。

◆ **异常提示**

· 说话声音低微、懒得说话

可能气虚、体弱、精神差。

· 说话声音嘶哑

可能是喉咙发炎了，比如喉炎、咽炎、扁桃体炎。

· 哭声微弱无力 / 呻吟

可能宝宝身体比较虚弱，或者病得较重。

· 哭声尖锐刺耳 / 烦躁哭闹

可能是腹痛、高热。

· 哭声嘶哑

可能是喉炎、咽炎、扁桃体炎或者哭得太厉害伤到了嗓子。

· 咳嗽声音清脆、声音浅（“空空”声）

喉咙有点干痒或者受凉咳嗽。

· 咳嗽声音重浊、有痰声（“呼噜呼噜”）

提示痰多，痰黏稠。

· 咳声剧烈、连续不断（阵咳 / 痉挛性咳嗽）

警惕百日咳、气管异物等情况。

· 犬吠样咳嗽（“空空”像小狗叫）

急性喉炎的典型信号，要立即就医！

· 呼吸急促、费力（喘气声粗）

可能是呼吸道梗阻、肺炎、哮喘发作等。

· 打鼾 / 睡眠呼吸不畅

可能是扁桃体、腺样体肥大堵住了气道。

· 总叹气“唉 ~”

可能肝气不舒（常见于学习压力大的孩子）。

◎ 闻气味：宝宝身体的“小气味信号”

观察宝宝排泄物主要包括以下几方面：痰液、鼻涕、呕吐物、大小便。

◆ 异常信号

· 口腔酸馊味

这是最常见也最重要的信号！提示宝宝积食了！常伴有不想吃饭、肚子胀、大便臭、睡觉翻腾、舌苔厚腻。

· 口腔、鼻腔腥味

常见于鼻炎、鼻窦炎或者牙龈出血等。

· 臭秽味（口臭）

除了积食严重，也可能是有胃火（牙龈肿痛、便秘），或者口腔有炎症（如溃疡、扁桃体化脓）。长时间口臭也可能是龋齿问题。

· 大便酸臭、臭如坏掉的鸡蛋

积食的典型信号！味道特别冲、难闻。

· 大便腥臭

可能提示肠道有热或有炎症。

· 小便臊味重

可能喝水少了，尿液浓缩，或者身体里有“热”。

· 汗味特别大、酸臭

可能提示身体里有“湿热”。

· 耳朵飘出异味

可能提示中耳炎，需及时就医！

小贴士

每天早晨刷牙前闻孩子口气最准确。

● 给家长的温馨提醒

1. 不要单凭一个表现就下结论，要综合观察；

2. 发现异常变化先记录1~3天，持续存在及时就医；

3. 孩子哭闹时不要强行检查，等平静后再观察；

4. 定期给孩子拍舌苔、面色照片，方便对比变化；

5. 科普是为了让您更了解孩子的身体信号，发现问题及时带宝宝找专业儿科医生面诊结合四诊（望闻问切）合参做出准确判断和诊治，切记不要自行乱用药！

（邓辉，翟松会，罗婕）

第二章

小儿常见病症，轻松应对不慌张

“孩子一发烧就吃退烧药？”

“捂汗退烧真的有效吗？”

“发烧一定要上医院吗？”

这些问题让无数新手父母纠结和困惑。

这里将为您梳理实用易操作的家庭护理方案。

发热

发热是儿科多种疾病常见的症状，小到感冒，大到恶性肿瘤（例如白血病），都有可能出现发热的症状。那么当小朋友出现发热的情况时，作为家长，我们应该如何应对呢？下面针对发热的常见问题解答如下：

◎ 儿童的正常体温范围是多少？什么情况是发热

● 测量方法与正常值

测量不同部位的体温结果存在差异，需根据测量方式判断是否发热：

测量部位	正常范围（℃）	发热阈值（℃）	适用年龄
腋温	36.0~37.0	≥37.3	各年龄段（最常用）
肛温	36.5~37.5	≥38.0	婴幼儿（需专业人员操作）
耳温	36.5~37.5	≥38.0	＞6月龄（需校准设备）
额温	较腋温低0.5~1.0	≥37.0	筛查用（准确性较低）

注：

新生儿（≤28天）：首选肛温测量，因腋温易受环境影响。

早产儿/低体重儿：体温调节能力差，需密切监测（正常范围可能略低）。

● 发热分级标准

发热分级	腋温（℃）	肛温/耳温（℃）
正常	36.0~37.0	＜38.0
低热	37.3~38.0	38.0~38.5
中等热	38.1~39.0	38.6~39.5
高热	39.1~41.0	39.6~41.0
超高热	＞41.0	＞41.0

注意：

1. 不能只看度数，尤其要注意精神状态（如嗜睡、昏睡、烦躁不安、哭闹不止等）和伴随症状（如呼吸困难、急促，剧烈头痛，呕吐，出现皮疹等）。

2. 3个月以下婴儿出现任何发热，应立即就医。

◎ 如何正确测量体温

体温测量方法及操作规范

腋温测量（首选常规方法）

· 适用年龄

所有年龄段，尤其1岁以上儿童。

· 步骤

1. 擦干腋窝汗液，避免局部冷热刺激（如冰敷、热敷后30分钟内不宜测量）。
2. 将体温计水银端完全夹在腋窝深处，紧贴皮肤。

· 测量时间

5~10分钟（电子体温计以蜂鸣提示为准）。

· 注意事项

测量时手臂自然下垂，勿活动或外展。电子体温计需定期校准，水银体温计需防破损。

耳温测量（快速筛查）

· 适用年龄

≥6月龄（耳道发育较完整）。

· 步骤

1. 拉直耳道（<1岁向后拉，>1岁向后上拉）。
2. 探头对准鼓膜，确保耳道无耳垢阻塞。
3. 按设备提示完成测量（通常1~3秒）。

· 注意事项

单次测量可能不准，建议测2~3次取较高值；耳温枪需定期校准，耳部感染时避免使用；对读数有怀疑时，可改用肛温或腋温进行复核。

肛温测量（金标准）

· 适用年龄

新生儿、婴幼儿及无法配合其他测量的儿童。

· 步骤

1. 患儿取侧卧位，双腿屈曲。
2. 用专为肛温设计的电子体温计，用酒精棉片清洁探头并彻底擦干，前端涂足量润滑剂（如凡士林）。

· 插入肛门深度

婴幼儿：1.25~2.5 厘米

· 测量时间

3~5分钟（电子体温计约1分钟）。

· 禁忌人群

患有腹泻、严重痔疮或肛周病变患儿，近期进行过直肠手术的患儿。

· 注意事项

安全第一；婴幼儿不建议用水银温度计测量肛温。

额温测量（仅限筛查）

· 适用场景

公共场所快速筛查，不作为诊断依据。

· 步骤

额温枪距额头3~5厘米，对准眉心。

· 测量时间

1~2秒。

· 误差因素

环境温度过高/低、出汗、额头遮挡（如刘海）。

体温测量注意事项

· 测量前准备

避免剧烈运动、进食、哭闹、洗澡后立即测量，需静息30分钟。选择固定时间测量（如晨起、午睡后），减少生理波动影响。

· 设备选择

新生儿及危重患儿优先使用电子体温计（避免水银泄漏风险）。家庭推荐电子体温计或耳温枪。

· 测量频率

发热初期每2~4小时测1次，服药后30~60分钟测1次，恢复期每6~8小时1次或早晚各1次，婴幼儿每4小时1次。

· 异常值处理

单次异常需结合症状复测，肛温≥38℃或腋温≥37.5℃视为发热。新生儿体温<36℃（低体温）或>38℃均需紧急就医。

◎ 发热是否需要立即用药

原则：不推荐单纯以体温决定用药！发热是机体免疫反应，退热目标为改善舒适度，而非强行降温。

● 无需立即用药的情况

1. 体温在38.5℃以下，孩子精神好、进食正常。

2. 无抽搐、呼吸困难等危险症状。

这时要注意监测体温，观察孩子的精神、饮食、呼吸、大小便和出汗情况。

● 需要用药的情况

体温≥38.5℃且伴明显不适（如烦躁、头痛、肌肉酸痛）。

有高热惊厥史或基础疾病（如先天性心脏病）者，可提前干预（如38.0℃用药）。

◎ 什么情况必须立即就医

1. 精神状态差：嗜睡、昏睡、难以唤醒、不爱玩、不爱动、异常烦躁或哭闹不止。

2. 呼吸困难：呼吸急促、费力、喘息或发出吭哧声。

3. 脱水迹象：超过6~8小时无尿、哭时眼泪少、口唇干燥、眼窝或囟门凹陷。

4. 惊厥（抽搐）：身体僵硬、四肢抽动、意识丧失。

5. 剧烈头痛或呕吐。

6. 出现皮疹：尤其是压之不褪色的出血点样皮疹。

7. 肤色异常：脸色苍白、发灰或发花。

8. 小于3个月的婴儿一旦发热，应立即就医。

9. 发热持续：高热（>39℃）持续超过24小时，或任何程度的发热超过3天。

◎ 退烧药如何选择和使用

● 药物选择

对乙酰氨基酚：≥2月龄可用，剂量10~15毫克/千克/次，间隔4~6小时，每日≤5次。

布洛芬：≥6月龄可用，剂量5~10毫克/千克/次，间隔6~8小时，每日≤4次。

禁忌：布洛芬禁用于脱水、肾脏疾病、水痘或出血性疾病患儿。

● 用药原则

首选单一药物，避免交替或联合使用（除非持续高热且单一药物无效）。

不推荐阿司匹林（Reye综合征风险）、尼美舒利（肝毒性风险）。

◎ 在家可用的物理降温方法

● 推荐方法

· 温水擦拭

32~37℃温水擦拭颈、腋窝、大腿根等部位，或洗热水澡。

· 调节环境

室温保持24~28℃，减少衣物，避免捂热。

· 补充水分

少量多次饮水或口服补液盐。

· 禁止操作

酒精擦浴（易致中毒）、冰敷（诱发寒战）、退热贴（效果有限且可能过敏）。

◎ 孩子出现高热惊厥怎么办

● 急救步骤

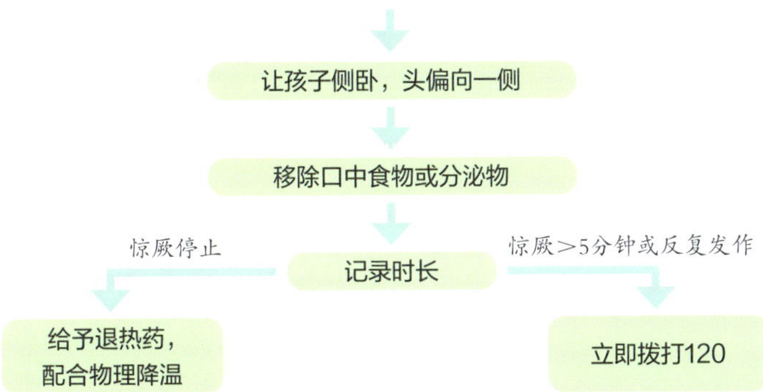

温馨提示

1.清理口腔时，勿强行撬牙或塞入物品。

2.禁止行为：按压肢体、掐人中、灌药。

◎ 发热时饮食要注意什么

● 原则

1. 母乳喂养儿：继续母乳，增加喂养次数。

2. 配方奶或辅食添加者：选择米粥、面条、苹果泥、蒸蛋等易消化食物。避免高糖、高脂、刺激性食物（如油炸食品、冷饮）。

3. 补液：少量多次口服补液盐或米汤，预防脱水。

◎ 可用哪些中医药方法辅助退热

● 风寒束表型

发热无汗，畏寒头痛，鼻塞流清涕，咳嗽痰白，四肢发凉，舌淡红苔薄白。

治疗原则：辛温解表，发汗退热。

家庭应对方法：

食疗方

葱豉汤

材料：带须葱白3根（约15克）、淡豆豉5克、生姜2片。

做法：加水300毫升煮沸5分钟，滤汁加少许红糖。

频次：每日3次，每次30毫升（1岁以上）。

紫苏粳米粥

材料：鲜紫苏叶5克、粳米30克。

做法：粳米煮粥，起锅前3分钟加入切碎紫苏叶。

中药浴足

艾叶泡脚

干艾叶10克煮水，水温38~40℃，泡脚10分钟（微发汗即止）。

小儿推拿（简单手法）

推三关100次（前臂桡侧腕横纹至肘横纹成一直线）+ 揉外劳宫50次。

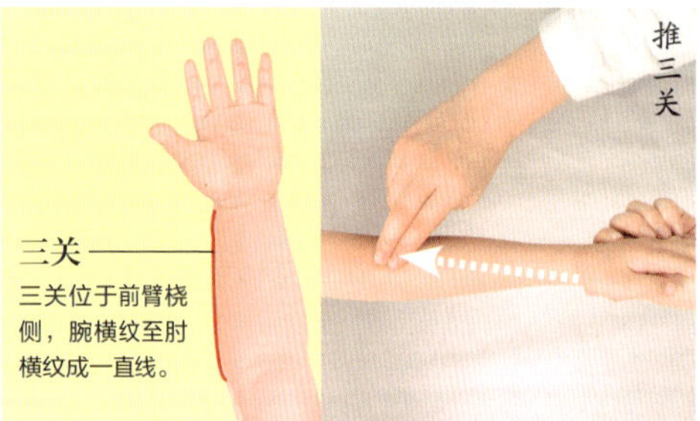

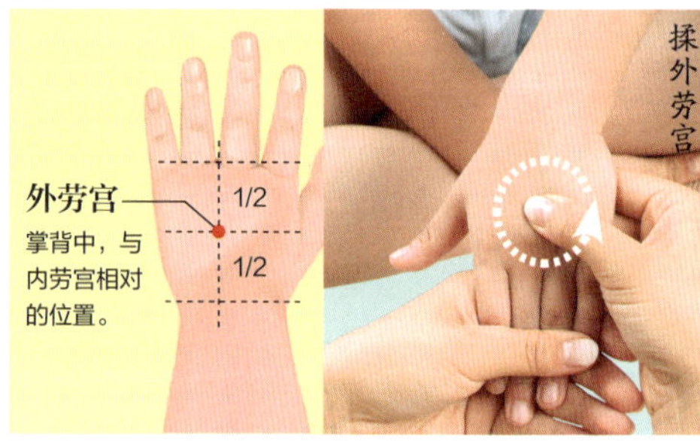

风热犯肺型

典型表现：发热有汗，咽红肿痛，口渴喜饮，鼻流黄涕，小便短黄，舌红苔薄黄。

治疗原则：辛凉解表，清热利咽。

家庭应对方法：

食疗方

桑菊饮

材料：桑叶3克、菊花2克、薄荷1克（后下）。

做法：沸水冲泡代茶饮，6个月以上可用。

雪梨芦根汤

材料：芦根15克、雪梨50克（去核）。

做法：芦根煮20分钟取汁，加入雪梨块再煮5分钟。

中药擦拭法

青蒿擦拭法

鲜青蒿50克煮水放温，擦拭腋窝、腹股沟（避开心前区）。

小儿推拿（简单手法）

清天河水200次（前臂正中）+ 退六腑100次（前臂尺侧）。

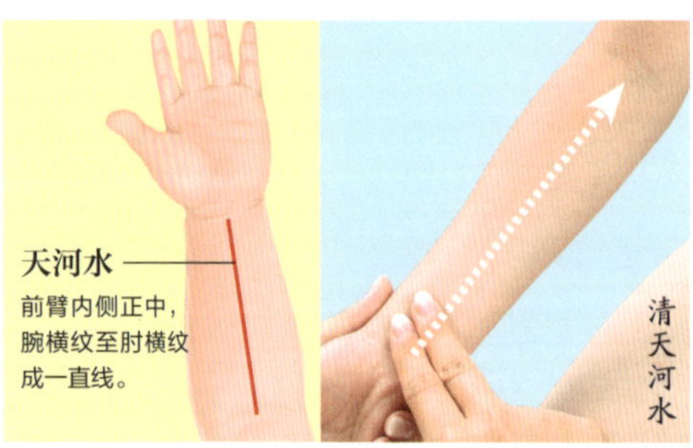

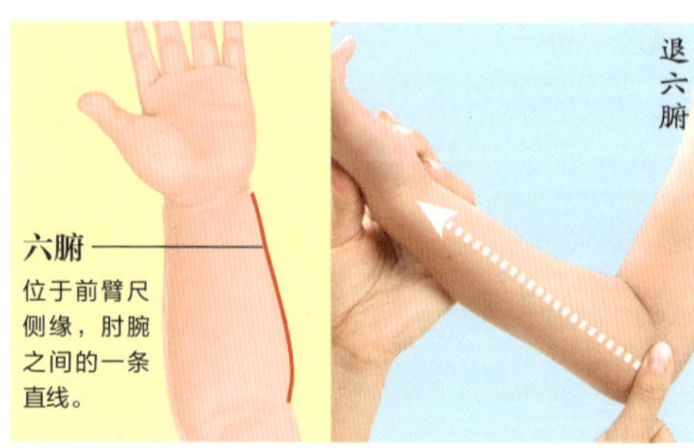

注：本书五经推拿法全部使用的三字经流派。

积食化热型

典型表现:午后潮热，腹胀口臭，大便酸臭，手足心热，夜卧不安，舌红苔黄厚。

治疗原则: 消食导滞，通腑泻热。

家庭应对方法:

食疗方

焦三仙饮

材料：焦山楂6克、焦麦芽6克、焦神曲6克。

做法：加水500毫升煮沸15分钟，分3次服用。

萝卜陈皮水

材料：白萝卜100克、陈皮3克。

做法：萝卜切丝与陈皮同煮20分钟，取汁饮用。

小儿推拿（简单手法）

清大肠经：食指桡侧从指根推向指尖200次。

掐揉四横纹：每指第一指关节横纹处各掐揉10次。

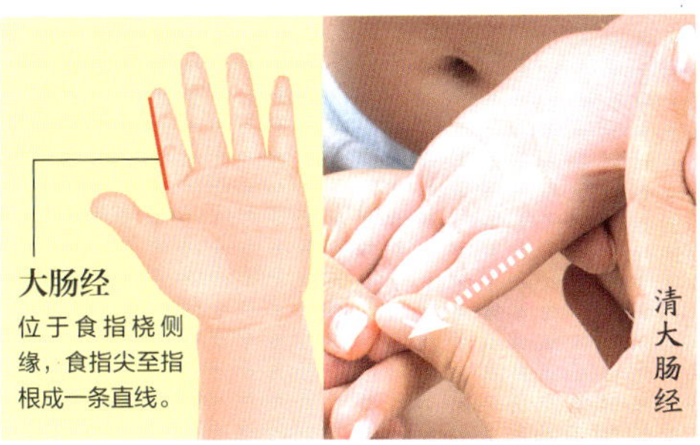

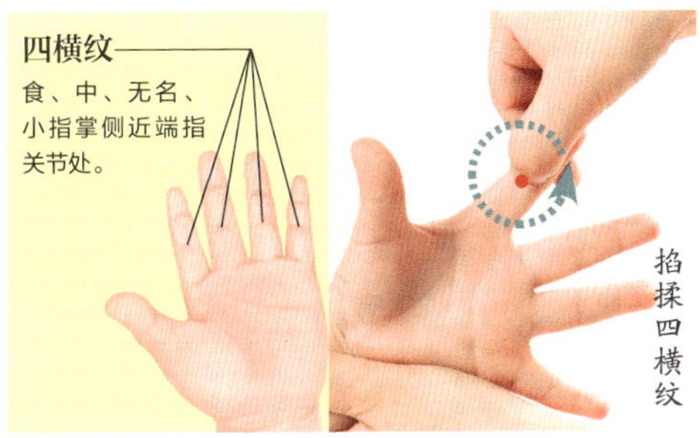

暑湿郁表型

典型表现: 发热头重，胸闷恶心，汗出不畅，口渴不欲饮，小便黄，舌红苔黄腻。

治疗原则: 清暑化湿，透表退热。

家庭应对方法:

食疗方

荷叶薏米粥

材料：鲜荷叶1/4张（或干品3克）、薏米15克、粳米30克。

做法：荷叶包住米类煮粥，熟后去荷叶。

西瓜翠衣汤

材料：西瓜白肉层100克（去绿皮）、冰糖3克。

做法：煮水10分钟，放凉饮用。

刮痧法

脊柱两侧刮痧：用瓷勺蘸温水，沿脊柱两侧自上而下轻刮至皮肤微红。

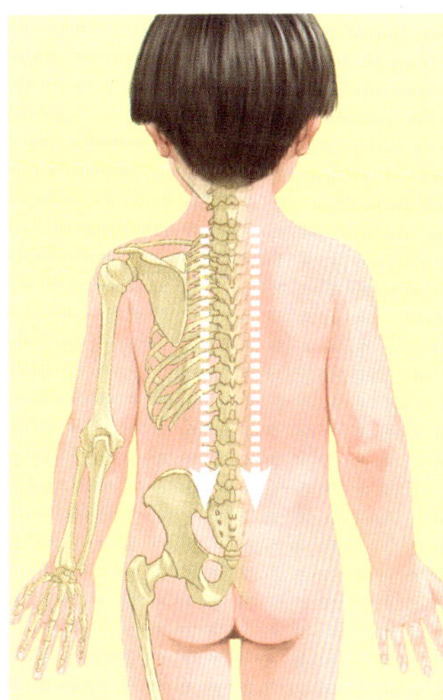

● **阴虚发热型**

典型表现：低热缠绵，五心烦热，盗汗消瘦，唇干少津，大便干燥，舌红少苔。

治疗原则：滋阴清热，养血退蒸。

家庭干预方法：

食疗方

乌梅冰糖饮

材料：乌梅2枚、冰糖5克、麦冬3克。

做法：乌梅去核与麦冬同煮15分钟，加冰糖溶化。

银耳百合羹

材料：银耳5克（泡发）、百合10克、粳米15克。

做法：文火慢炖1小时成羹状。

小儿推拿（简单手法）

揉二人上马：手背无名指与小指掌指关节后凹陷处，按揉100次。

推涌泉穴：屈足卷趾时足心最凹陷处，向足趾方向推200次。

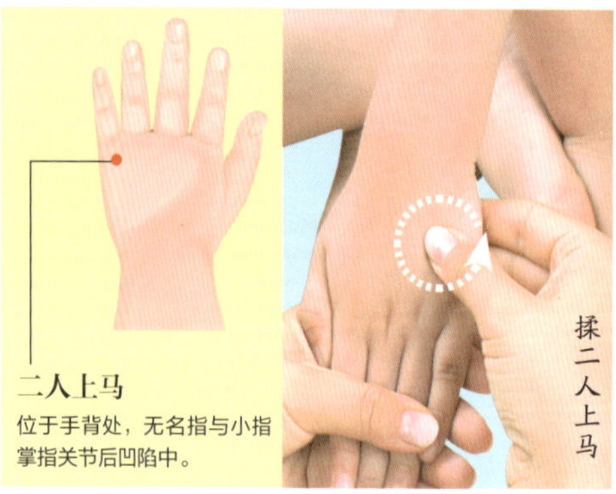

二人上马
位于手背处，无名指与小指掌指关节后凹陷中。

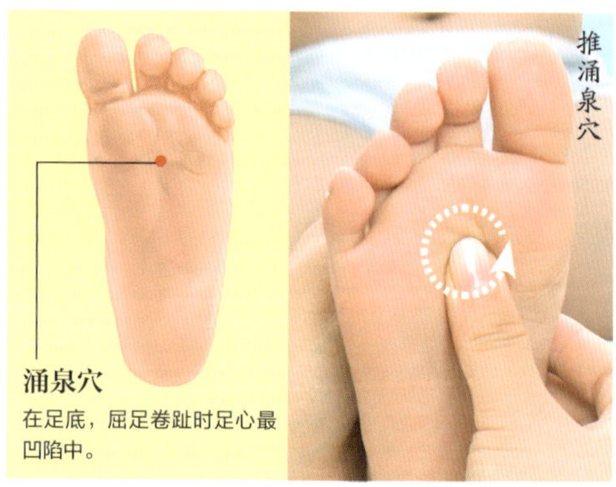

涌泉穴
在足底，屈足卷趾时足心最凹陷中。

◎ 禁忌提醒

风寒型禁用冰敷；

积食型发热未通便前禁用寒凉药物；

出疹性疾病（如幼儿急疹）禁止刮痧、酒精擦浴。

◎ 护理要点

保持室内通风，暑湿型可开空调除湿（设定27℃）

发热期饮食以米汤、藕粉等流质为主，忌食荤腥。

◎ 特别提醒

发热是免疫系统的正常防御反应，家长需保持冷静，密切观察孩子精神状态，科学降温与及时就医同样重要。家中常备电子体温计和儿童专用退烧药，掌握基础急救知识，才能为孩子的健康保驾护航。

（陈丽，翟松会，邓辉）

感冒

感冒是小朋友最常见的疾病，换季或者突然降温时容易发生，主要症状是发热、头疼、打喷嚏、流鼻涕、咳嗽。小儿感冒对应急性上呼吸道感染（病毒性或细菌性感染）、流行性感冒等。小儿感冒一般预后较好，多数患儿一般1周左右可以恢复。如果感染向下蔓延可导致气管炎、支气管炎及肺炎，所以家长应该给予足够的重视。下面针对常见问题解答如下：

◎ 如何判断孩子是普通感冒还是流行性感冒

孩子感冒了，首先得分辨疾病的轻重程度。如何判断孩子得的是普通感冒还是流行性感冒，家长可以观察以下几点来判断。

● 看传染性

普通感冒：传染弱，家里可能就孩子一个人中招。

流行性感冒：传染性强，经常一家人接二连三发热，尤其在冬春季，或幼儿园陆续有同学生病时。

● 看发病快慢

普通感冒：病势较缓，孩子可能先鼻塞、打喷嚏，慢慢出现发热或不发热。

流行性感冒：病势急，高热（常超过39℃），甚至打寒战，全身症状一般较重。

● 看症状重点

普通感冒：以“鼻子上班”为主——流清鼻涕、鼻塞、偶尔咳嗽，精神头还行，能吃能玩。

流行性感冒：以“全身罢工”为主——高热不退、头痛、肌肉酸痛，大孩子会说“没力气”，小宝宝可能一直蔫蔫地睡觉。

● 看恢复速度

普通感冒：3~5天症状逐渐减轻，很少引发严重问题。

流行性感冒：高烧可能持续3~5天，恢复期更长，还可能引发肺炎、脑膜炎、心肌炎等并发症。

◎ 流行性感冒对孩子的危害有多大

流行性感冒对孩子的危害较大，尤其是婴幼儿和免疫力较弱的孩子。

● 严重并发症

肺炎：流感可能引发细菌性或病毒性肺炎，严重时危及生命。

中耳炎：常见于幼儿，可能导致听力受损。

脑炎或脑膜炎：流感病毒可能引发中枢神经系统感染。

心肌炎：少数情况下，流感病毒可能侵犯心脏。

● 加重慢性疾病

对于患有哮喘、糖尿病、心脏病等慢性病的孩子，流感可能加重病情，增加住院风险。

● 高热和脱水

流感常伴随高热，可能导致脱水、惊厥等问题，尤其是婴幼儿。

- **传播风险**

儿童在学校或者幼儿园容易传播流感，增加家庭和社区的感染风险。

- **长期影响**

重症流感可能导致长期健康问题，如肺功能下降或神经系统后遗症。

◎ 孩子发热，何时应该去医院

孩子感冒时很多时候都伴随发热，以下情况应该及时去医院就诊。

- **高热不退**

如果孩子体温超过39℃，且持续不退，尤其是服用退烧药后仍无改善，应及时就医。

- **年龄较小**

3个月以下的婴儿发烧，无论体温高低，都应立即就医。

- **伴随严重症状**

如果孩子出现呼吸困难、严重咳嗽、持续呕吐或腹泻、皮疹、嗜睡或烦躁不安等症状，需尽快就医。

- **抽搐或惊厥**

如果孩子发烧时出现抽搐或惊厥，尤其是首次发生，应立即送医。

- **慢性疾病**

如果孩子有心脏病、哮喘、免疫系统疾病等基础病，发烧时应及时就医。

出现以下情况说明疾病较轻，可以先在家观察：

体温可控：如果孩子体温在38.5℃以下，精神状况良好，能吃能玩，可以在家观察。

症状较轻：如果孩子只有轻微咳嗽、流鼻涕等感冒症状，没有其他严重不适，可以在家护理。

退热有效：如果孩子服用退热药后体温下降，精神状态好转，可以在家继续观察。

饮食正常：如果孩子食欲正常，没有严重呕吐或腹泻，可以在家观察。

◎ 京东、美团等上门检测和医院检查病原体，哪个更靠谱

京东、美团等上门检测和医院检查病原体各有优缺点。京东、美团等上门检测服务以抗体检测为主，适合筛查免疫状态；而医院检查则同时提供抗体检测和抗原检测，且能进行更精准的核酸检测，适合急性感染期的诊断和复杂病例的评估。京东、美团等上门检测的优点是方便快捷，不用带孩子去医院排队，减少交叉感染的风险，缺点是检测项目的覆盖范围不一定全面，采样人员不一定专业，检测机构的资质参差不齐，不一定能够提供准确的报告。而医院检查的优点是专业性强，检测设备更先进，医生可以现场评估病情，如果有问题可以直接处理，检测结果可能更准确可靠，尤其是对于复杂或严重的病原体。但缺点是耗时较长，可能需要排队，增加交叉感染的风险。

> **温馨提示**
>
> 家长在选择检测机构时应注意查询资质，确保上门检测机构与正规实验室合作，有医疗资质。检测时要求检测人员做好手部消毒，使用一次性采样工具，确保安全。

家长应该如何选择呢？需要根据孩子的具体情况来决定。

优先选医院的情况：

孩子症状严重：如高热不退（39℃以上）、呼吸急促、精神萎靡、抽搐等。

年龄较小：3个月以下婴儿发热，或免疫力差的孩子（如早产儿、先天疾病）。

需要复杂检查：如怀疑肺炎、脑膜炎等，需拍片、抽血等全面检查。

检测结果存疑：如果上门检测显示异常但无法明确病因，需医院复查。

考虑上门检测的情况：

孩子症状轻微：仅低热、流涕，精神状态良好。

时间或交通不便：家长工作繁忙、医院距离远。

复检或明确常见病：比如已知流感，复查是否转阴。

◎ 必须要区分孩子是风热感冒还是风寒感冒吗

区分风寒和风热感冒，就像给感冒“对症下药”的钥匙——能帮孩子更快恢复，但现实中，家长可能很难准确判断，尤其是孩子症状不典型的时候。这时候，如果家长分不清，错误用药可能会加重症状。

下面是简单的方法帮助区分风寒风热感冒。

根据症状分辨

风寒感冒：流清鼻涕（像水一样），咳白痰，怕冷明显，舌苔薄白，一般不发烧或低烧。

风热感冒：流黄鼻涕（黏稠），咳黄痰、喉咙红肿痛，怕冷轻、发热重（体温超过38.5℃），舌苔薄黄。此外中医治疗小儿感冒不仅分寒热，还要注意其他分型，比如暑湿感冒，常好发于夏季，除了普通感冒症状，还可能伴随头昏、身体沉重、厌食、腹胀、恶心呕吐、腹泻、舌苔白厚等症状。

> **温馨提示**
>
> 如果家长无法准确判断感冒类型，或者症状严重，应该及时就医，寻求专业中医师诊治，避免延误病情。

◎ 得了感冒，有哪些办法可以让孩子症状减轻一些

孩子感冒了，家长可以根据不同症状给予家庭处理，具体处理如下。

● 风寒感冒

典型表现：清涕如水、喷嚏频作、身上发冷、手脚冰凉、咳嗽声较浅、痰少舌淡红苔薄白。

家庭应对方法：

食疗方

生姜红糖水

老姜丝3克+红糖15克煮水（1岁以上可用），取汁300毫升，置于保温杯中。小口频服，代茶饮，趁热喝，以全身微微发汗为佳。

葱白粥

葱白10根（带须）+粳米50克煮粥（半岁以上可用），先将粳米煮粥，煮至半生半熟时，加入葱白同煮熟即成。每日2次，每次适量，趁热服下，服后盖被，以全身微微出汗为佳。

小儿推拿（简单手法）

按揉（拿）风池：家长用拇指、食指按揉或者拿风池穴，揉20~30次，拿1~3次。

推三关：家长用手掌从患儿手腕向肘部直推前臂外侧（每次3分钟），以皮肤微微发红为度。

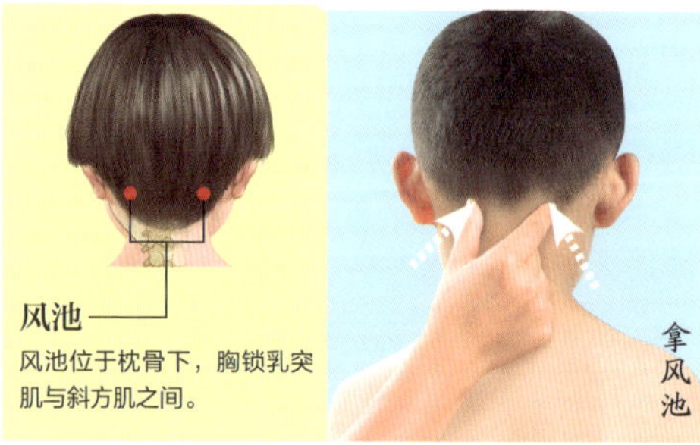

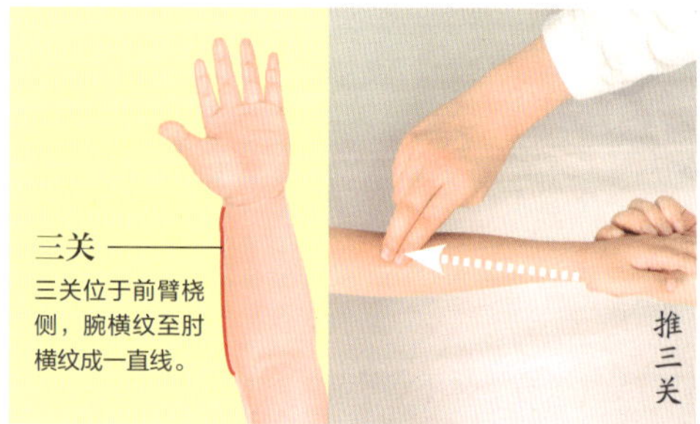

艾灸

大椎穴：第7颈椎棘突下凹陷中，简便取穴：可低头取穴，取颈部隆起最高点下凹陷处。

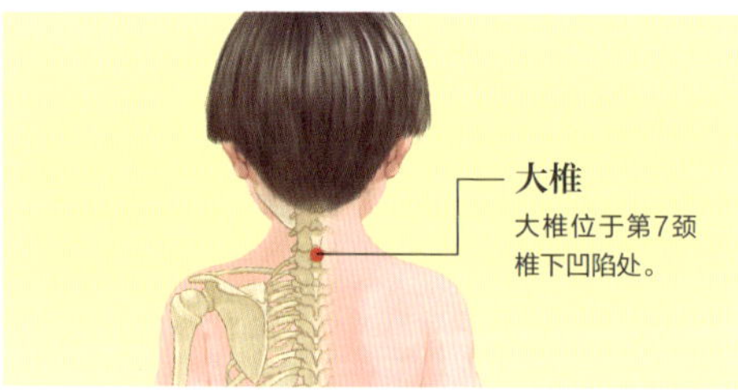

洗浴

艾叶50克＋紫苏叶30克煮水泡脚/泡澡，每日一次，每次5~10分钟，泡到微微出汗即可。

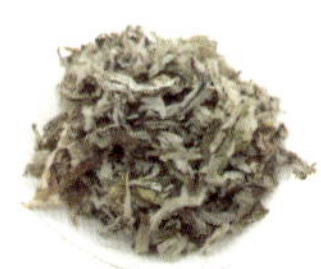

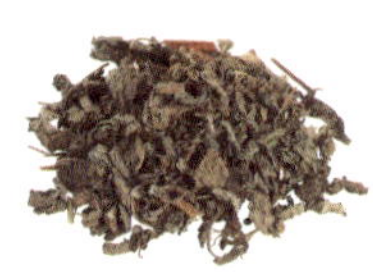

风热感冒

典型表现：发热、鼻塞、黄稠鼻涕、咳嗽声重、痰黄黏、咽痛口渴、舌尖红苔薄黄。

家庭应对方法：

食疗方

金银花薄荷水

金银花3克+薄荷叶2克开水冲泡，取汁300毫升，置于保温杯中。小口频服，代茶饮（2岁以上儿童适用）。

薄荷粥

薄荷15克(鲜品30克)＋粳米50克，煮粥，先将薄荷加适量清水烧开后煮2~3分钟，去渣取汁，粳米洗净煮粥，煮至将熟时，加入薄荷水煮沸即成。每日2次，每次适量，稍凉后服用。

小儿推拿（简单手法）

清天河水：家长用手掌从患儿手腕向肘部推前臂内侧（每次3分钟），以皮肤微微发红为度，可以起到退热的作用。

掐少商：家长用指甲轻轻掐患儿大拇指外侧指甲根（每次1~3分钟），可缓解感冒引起的咽喉肿痛。

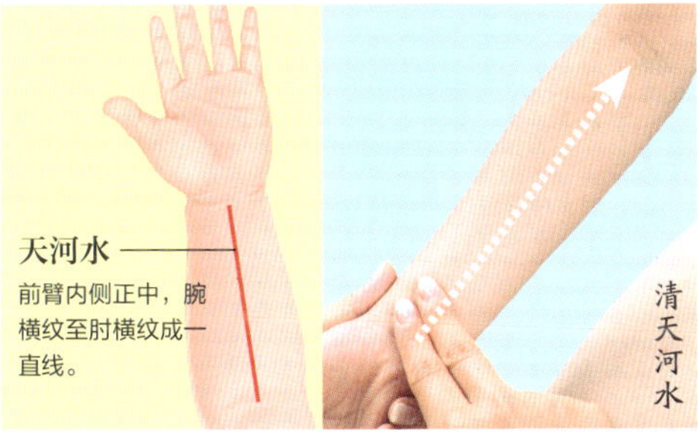

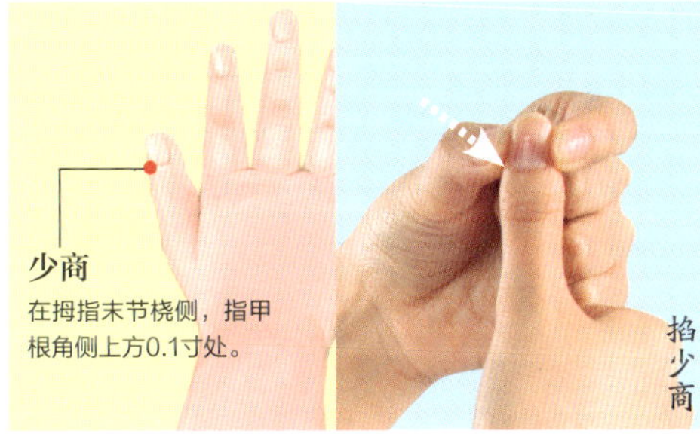

洗浴

薄荷10克＋金银花15克+菊花10克熬水泡澡，每日1次，每次10~15分钟。

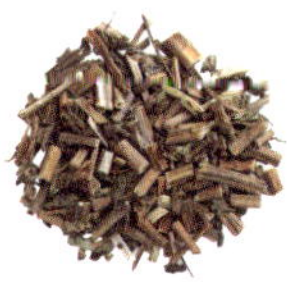

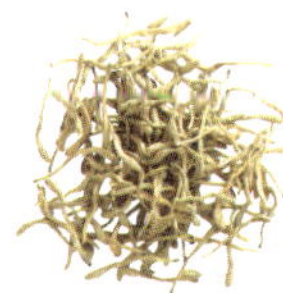

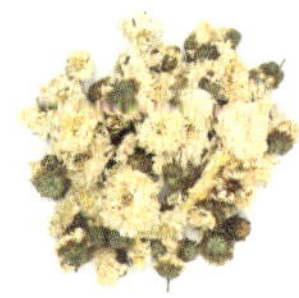

暑湿感冒（夏季多见）

典型表现：发热、鼻塞流涕、头身困重、胸闷、厌食，呕吐或腹泻，大便稀或粘马桶，舌苔厚腻。

食疗方

荷叶冬瓜汤

鲜荷叶1/4张＋鲜冬瓜500克，食盐适量。鲜荷叶洗净剪碎，鲜冬瓜去皮切片，一同放锅里加适量水煲汤。临熟时弃荷叶，加少量盐饮汤食冬瓜，每日一剂，分2次服用。

小儿推拿（简单手法）

按揉板门：家长用拇指指腹在患儿掌心大鱼际位置打圈揉按，每次3分钟，缓解恶心呕吐。

清大肠经：家长用拇指从患儿虎口向食指指尖推，每次3分钟，帮助湿热经大肠排出。

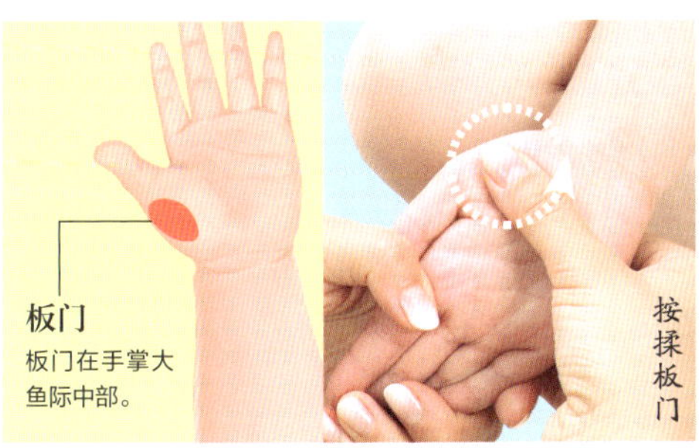

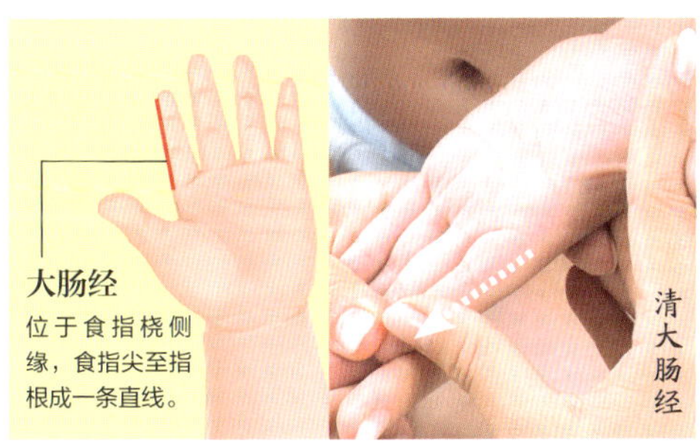

穴位敷贴

藿香正气水沾湿棉球敷贴肚脐，停留2~4小时即可。

洗浴

藿香正气水泡脚：1支藿香正气水+温水泡脚，每次10~15分钟，每日1次。

感冒还经常伴随其他症状，常见症状处理如下：

· 夹痰（咳嗽痰多）

白萝卜3片+蜂蜜2克熬水，代茶饮（2岁以上）或拍背排痰。

· 夹滞（积食腹胀）

暂停肉蛋奶，煮山楂苹果水助消化。

· 夹惊（高热惊厥）

家长保持冷静，立即将孩子放于平坦安全的地方，将孩子头偏向一侧或侧卧，注意清理口腔异物，松开衣领保持呼吸通畅。

◎ 孩子经常感冒，有哪些方法可以让孩子抵抗力再强一些

中医药提升正气

对于经常感冒生病的孩子，可以用中医药增强孩子的正气，提高孩子的抗病能力。除了内服中药汤剂、中药颗粒剂、中成药、膏方，也可以采用中医外治方法，如小儿推拿、穴位贴敷、中药茶饮、药膳等，都是很好的方法。中医认为，儿童反复感冒主要因为肺脾气虚造成，治疗以补肺健脾为主。

中成药推荐：补中益气颗粒、玉屏风颗粒、醒脾养儿颗粒等（具体用法见药品说明书）。

茶饮推荐：小儿益气茶，组成为党参6克、白术6克、陈皮6克、甘草4克，每日1剂，煎水适量，小口频服，代茶饮。

药膳推荐：可用山药、炒薏苡仁各100克煮粥食用，每周1次，每次适量。

小儿推拿推荐：具体穴位及操作方法见补脾推拿法（见第34页）和补肺推拿法（见第32页）。

穴位敷贴：可以每年夏冬季去医院贴三伏贴、三九贴增强孩子抗病能力。

作息规律

家长应监督孩子保证充足的睡眠和良好的睡眠质量，课余时间进行适量的体育锻炼，帮助提高机体免疫力。

良好的卫生习惯

建议养成良好的卫生习惯，注意口腔、鼻及眼的局部清洁，做到勤洗手、勤洗脸、饭后漱口等。在病毒流行的季节，应养成戴口罩的习惯。室内环境应保持清洁，温度、湿度适宜，并时常开窗换气。

规避发病诱因

衣服穿得过多或过少、室温过高或过低、环境污染和被动吸烟等，都是上呼吸道感染的诱因，应注意防范。

接种疫苗

疫苗接种是针对特定病原体的一种有效的主动免疫。建议6个月以上且没有禁忌证的儿童应常规接种流感疫苗。除流感疫苗外，肺炎链球菌疫苗也推荐常规接种。

小儿感冒虽然常见，但是如何正确治疗和护理的确有很大学问，希望家长通过学习能够遇到孩子感冒不慌张，正确处置，育儿路上我们一起为孩子健康保驾护航。

（邓辉，翟松会，罗婕）

咳嗽

“孩子咳嗽半个月了，药也吃了雾化也做了，怎么还咳？”对于儿童咳嗽，家长们可能会经常面对这样的情况。其实咳嗽就像身体里的“消防警报”，关键要找到真正的“起火点”。

◎ 咳嗽的原因

● 外因——外敌入侵（中医称“外感”）

· 风寒咳嗽

像突然被泼冷水（受凉后），咳声紧、白痰、怕冷（可伴清鼻涕）。

· 风热咳嗽

像小火苗窜上来（感冒后期），咳声哑、黄痰、喉咙痛（可伴黄鼻涕）。

· 风燥咳嗽

像沙漠热风（秋冬季多见），干咳无痰、喉咙发痒。

● 内因——内部失调（中医称“内伤”）

· 积食咳嗽

肠胃“垃圾堆”冒烟（吃太多后），晨起咳重、口臭、舌苔厚（痰多黏稠）。

· 过敏咳嗽

身体“过度防卫”（遇到花粉/尘螨），夜间/清晨阵咳、无痰（像“小鸡叫”）。

· 气虚咳嗽

身体“电力不足”（久病后），轻微活动就咳、声音轻（痰少稀白）。

◎ 食疗小锦囊

● 外感咳嗽

风寒：葱白3段+生姜2片煮水。

风热：梨皮+白萝卜皮煮水（可加少许冰糖）。

风燥：雪梨1个+百合隔水炖，喝汤不吃渣，每次15~30毫升，3次/天。

● 内伤咳嗽

积食：山楂苹果汤（1个苹果+3片山楂煮软）。

气虚：山药粥（鲜山药30克+大米50克慢炖）。

过敏：避免接触过敏原。

● 安全排痰手法（适用于1~6岁）

禁忌证：肋骨骨折、皮肤破损、刚进食后30分钟内。

最佳时机：晨起后或雾化治疗结束10分钟；进食前1小时或进食后2小时。

四步操作法（全程保持孩子平静呼吸）

第一步：背部振动排痰（每次2分钟）

1. 手掌呈杯状。
2. 从腰部向肩部方向快速交替轻拍。

频率：100~120次/分钟（近似心跳速度）。

力度：以孩子表情舒适为准（不引起哭闹）。

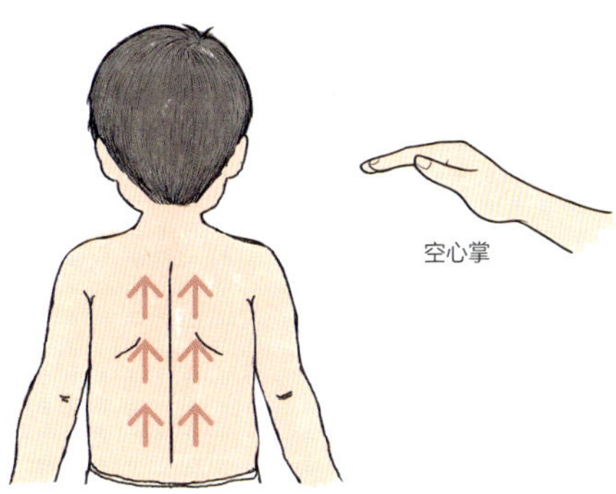

第二步：肋间肌放松

1. 双手拇指沿肋骨间隙从胸骨向脊柱方向推。
2 .遇到肌肉紧张处停留3秒轻压。

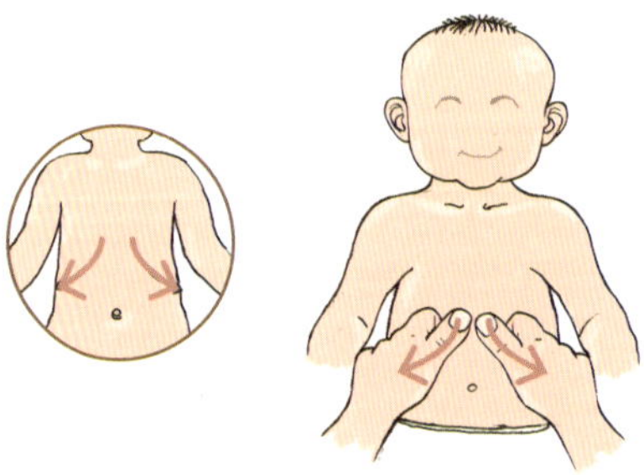

第三步：膈肌激活：3组

1. 孩子手放腹部。
2. 吸气时鼓肚子，手掌可稍给腹部阻力。
3. 呼气时发“哈”音（促进深部痰液移动）。

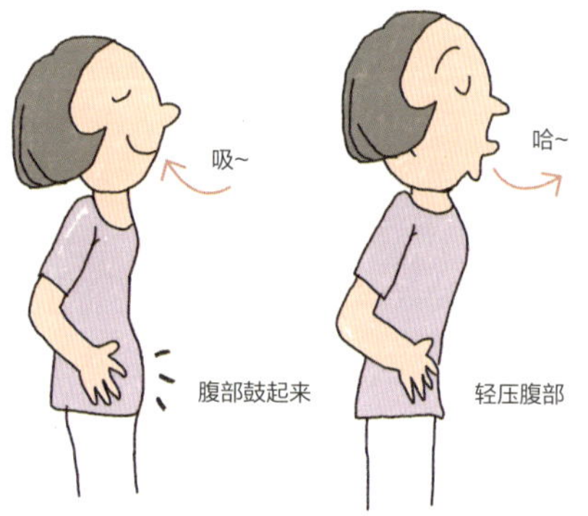

第四步：自主咳嗽训练（适用3岁以上）

1. 含一口温水（少量）。
2. 快速低头咳嗽，家长双手环形按压季肋部。

每日操作频率建议

咳嗽类型	操作频率	最佳时段
急性痰多期	3~4次/日	雾化后/睡前
恢复期	1~2次/日	晨起后
干咳无痰	不适用	

● 增效组合方案

1. **水分补充：**操作前30分钟饮用温苹果汁（稀释黏液）。
2. **雾化后黄金10分钟：**先做振动排痰，再鼓励孩子咳嗽。
3. **运动辅助：**2岁以上可吹泡泡/气球（增强呼气力量）。
4. **效果评估标准：**有效是痰音变松散、咳嗽后痰量减少；无效是痰音位置固定超过3天需就医。

安全警示

1. 立即停止信号
出现面色发青/呼吸暂停。
咳嗽带新鲜血丝。
孩子明确抗拒哭闹。
2. 禁忌部位
避开脊柱、肾脏区域（肋骨最下方）、锁骨。

注意事项

1. 所有手法需在儿童清醒状态下进行。
2. 建议先由医护人员示范后再居家操作。
3. 咳嗽反射弱（如脑瘫患儿）需医生指导。

◎ 这些情况快就医

● 红灯警报

咳嗽伴呼吸急促、嘴唇发紫、高热不退。

● 黄灯警报

咳嗽超2周、夜间憋醒、体重下降。出现任意一种情况须及时就医。

（高畅，翟松会，邓辉）

哮喘

儿童哮喘是呼吸系统常见疾病，但因其初期症状与普通感冒、支气管炎等相似，常被家长忽视或误判。

◎ 识别哮喘的五大核心症状

● 反复发作的喘息

· 特点

呼吸时出现“拉风箱”般的哮鸣音（高调哨笛声），尤其在呼气时明显。

常在夜间或凌晨加重，孩子可能因缺氧而憋醒或哭闹。

剧烈运动或情绪激动后喘息加重。

· 案例

一位6岁患儿，每次踢足球后出现“呼呼”喘鸣声，持续半小时不缓解，被确诊为运动诱发型哮喘。

儿童呼吸心率对照表

年龄（岁）	心率（次/分）	呼吸（次/分）
新生儿	120~140	40~45
<1	110~130	30~40
1~3	100~120	25~30
4~7	80~100	20~25
8~14	70~90	18~20

● 持续咳嗽超过4周

· 警惕特征

干咳为主，夜间多发，少痰或无痰。

咳嗽常在冷空气刺激、花粉或粉尘等过敏原接触后加重。

常规止咳药效果不佳，抗生素治疗无效。

● 呼吸困难的表现

· 观察要点

呼吸频率加快（婴幼儿>40次/分，学龄儿童>30次/分）。

锁骨上窝、胸骨上窝、肋间隙在吸气时同时发生凹陷（三凹征）。

口唇或指甲床发绀（青紫色）。

· 紧急信号

出现上述症状且孩子无法完整说话时，需立即就医。

● 胸闷与特殊姿势

· 典型表现

年长儿会说感觉“胸口压大石头”。

婴儿表现为烦躁不安、拒奶。

孩子本能采取端坐位，双手撑床，耸肩呼吸。

● 过敏体质相关症状

· 关联表现

湿疹反复发作。

过敏性鼻炎：晨起连续打喷嚏、揉鼻子。

过敏性结膜炎：眼结膜充血、流泪。

◎ 认识小儿哮喘的“中医密码”及家庭调护

中医解读哮喘的三大发病密码为“风寒外袭”“痰饮内伏”及“脏腑失调”。

● 外邪侵袭：看不见的“风寒刺客”

《黄帝内经》记载：“形寒饮冷则伤肺”，

哮喘患儿中，很大一部分发病前有明确的受凉史。儿童娇嫩的肺脏对温度变化异常敏感。曾有位5岁患儿，游泳后未及时擦干，当晚即出现喉间哮鸣，这正是寒邪束表的典型表现。

对于此类患儿，防止受凉及汗出后受风尤为重要，运动汗出后要及时吹干头发及更换衣物。

生活起居

打造“哮喘防护罩”。

环境控制

每周晒被褥或用除螨仪，使用防螨床品，保持湿度50%~60%。

运动处方

每天30分钟八段锦练习，增强膈肌力量。

节气防护

立春、霜降前后加强保暖，预防温差刺激。

穴位调护

推三关： 200次/日。具有温经散寒的作用。

揉膻中、定喘穴： 1~2分钟，具有宽胸理气止咳的功效。

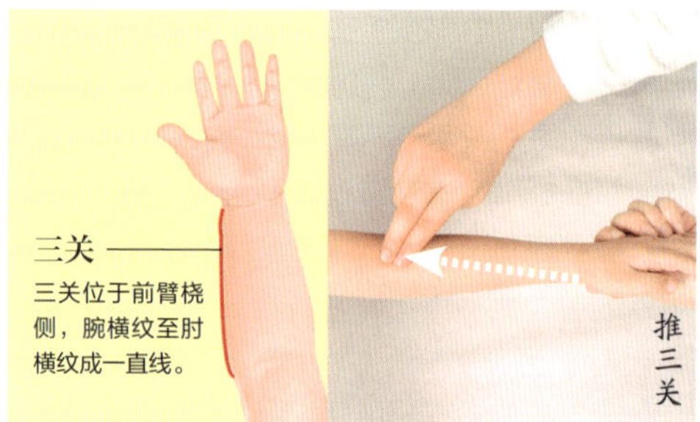

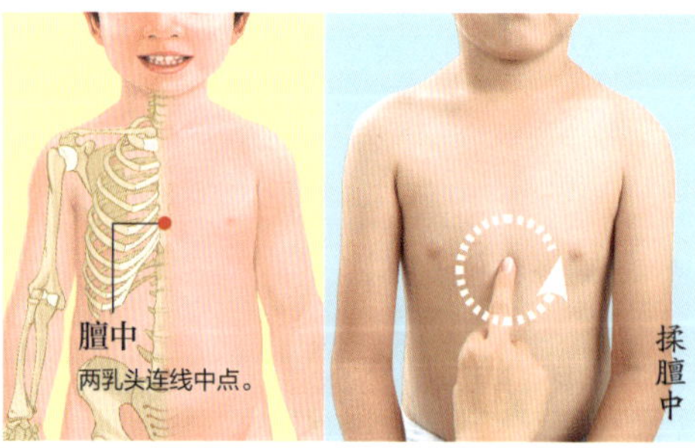

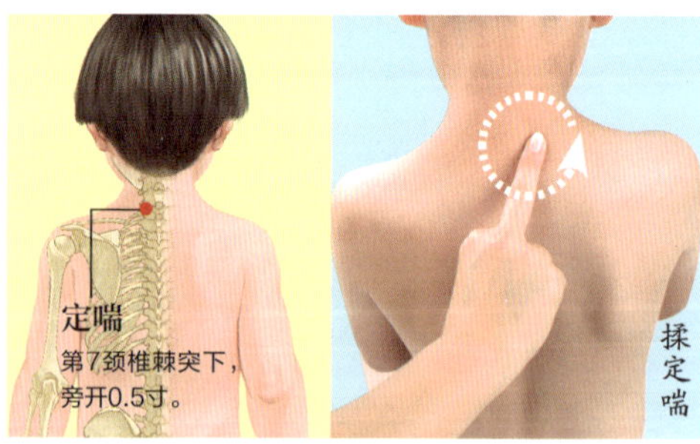

痰饮内伏：身体里的“隐形沼泽”

这类孩子常表现为：

晨起频繁清嗓。

舌苔厚腻如铺雪。

大便黏腻挂盆。

这些症状提示体内存在“痰湿”病理产物，就像河道淤积容易引发洪水，痰饮遇外邪则发为哮喘。

此类患儿尤要重视饮食调理。夏季避免冷饮伤脾。

· 忌口清单

寒凉食物：冰淇淋、西瓜、螃蟹（损伤脾阳）。

肥甘厚味：油炸食品、奶油蛋糕（助湿生痰）。

发物：带鱼、虾蟹、芒果（诱发过敏）。

食疗方

陈皮山药粥

陈皮3克，山药50克，粳米100克（健脾化痰），每周2~3次。

百合银耳羹

鲜百合30克，银耳15克，冰糖适量（润肺止咳），每周2~3次。

三豆饮

赤小豆15克，黑豆15克，绿豆15克煮水（清热利湿），每周2~3次。

穴位调护

足三里：每日揉按5分钟，增强体质，祛湿化痰。

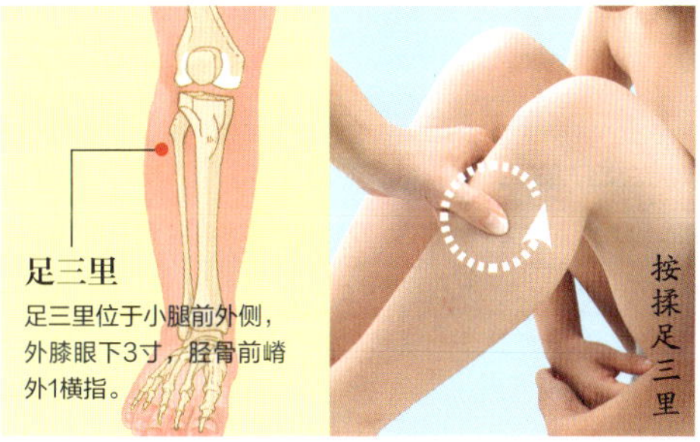

脏腑失调：失衡的“生命天平”

中医认为肺、脾、肾三脏功能失调是哮喘反复发作的根本。

偏肺虚型：易感冒，运动后喘息加重。

偏脾虚型：鼻梁青筋、挑食厌食，面色萎黄。

偏肾虚型：生长发育迟缓，夜尿频繁。

推荐药膳

偏肺虚型：黄芪百合银耳粥

黄芪20克，百合15克，银耳10克（泡发），粳米50克，煮粥。黄芪补肺气，百合润肺，银耳滋阴，缓解肺虚久喘、干咳。每周1~3次。

偏脾虚型：山药莲子粥

山药30克，莲子15克（去芯），粳米50克，煮粥。山药健脾，莲子补脾止泻。每周1~3次。

偏肾虚型：枸杞山药粥

枸杞15克，山药20克，粳米50克，煮粥。枸杞滋补肾阴，山药脾肾双补。每周1~3次。

穴位调护

偏肺虚型：每日按揉肺俞5分钟，提升肺气。

偏脾虚型：每日揉按足三里5分钟，增强体质。

偏肾虚型：每日按揉命门穴、关元穴各5分钟，温补肾阳。

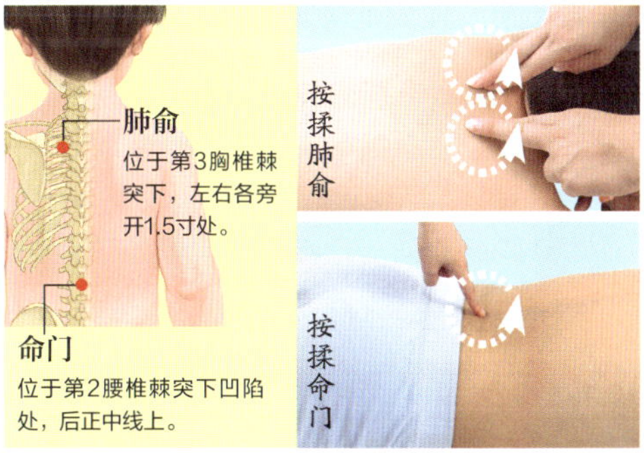

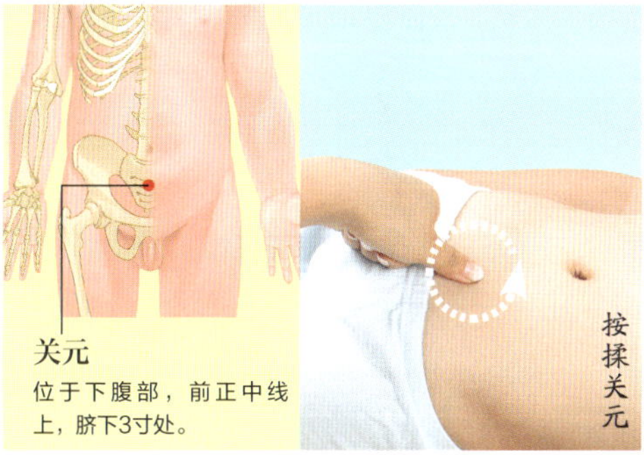

中医三伏贴疗法：无创的“绿色疗法”

三伏天，是指七八月份，在小暑与处暑之间，是一年中气温最高且又潮湿、闷热的日子。虽然酷暑难耐，但这段时间正是“冬病夏治”的好时机。2岁以上儿童即可贴敷，每年初伏开始到末伏结束，选取肺俞、天突、膻中、足三里等穴，每10天贴敷一次，连续3年贴敷可提高有效率。一般每次贴药持续2~4小时，2~6岁减半为1~2小时；如在贴药过程中，局部灼热疼痛难忍可提前取下；贴药3天内忌食海鲜、生冷、辛辣刺激之品。

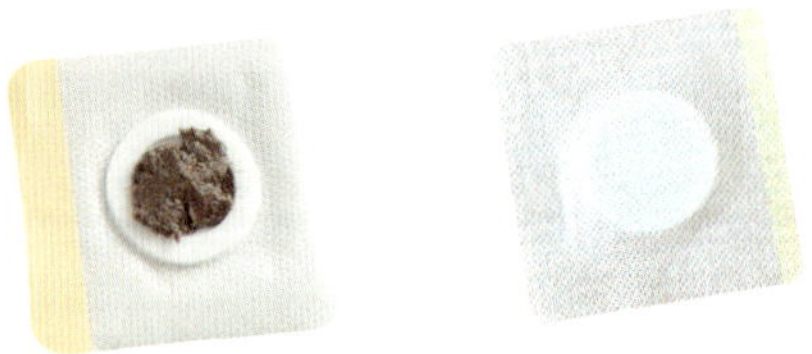

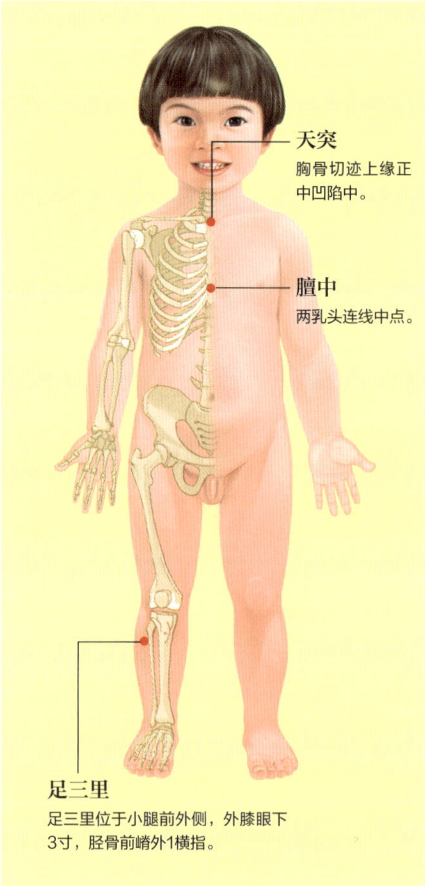

◎ 何时需要就医

· 黄色预警（24小时内就诊）：

- 日间症状每周 > 2次。
- 使用缓解药物 > 2次/周。
- 活动量较同龄人明显下降。

· 红色预警（立即急诊）：

- 呼吸时鼻翼煽动、三凹征。
- 说话不成句或婴儿拒食。

（余切琳，翟松会，邓辉）

扁桃体炎

◎ 扁桃体真的无用吗

扁桃体就像是个24小时无休的安检员，每天要检查成千上万的"可疑分子"——这就是扁桃体的日常工作。它位于呼吸道和消化道的十字路口，像个小卫兵举着免疫系统的"机关枪"，随时准备消灭入侵的细菌病毒。但当免疫力下降时（比如熬夜、受凉），这个哨所就可能被攻陷，讨厌的扁桃体炎就这样登场了。

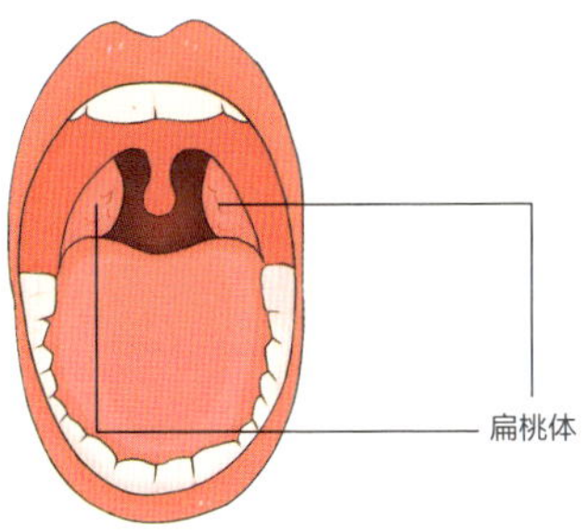

◎ 儿童扁桃体炎的症状有哪些

急性扁桃体炎，最常见的症状就是喉咙痛，婴幼儿常表现为流涎、拒食，扁桃体局部可见红肿、表面也可以见到黄白色脓点；严重的可以伴有发热、头痛、食欲下降、疲乏无力、周身不适等表现。部分婴幼儿可因肠系膜淋巴结受累而出现腹痛腹泻。

◎ 儿童扁桃体炎是细菌性还是病毒性

细菌和病毒都可以导致急性扁桃体炎，那如何判断是细菌性还是病毒性呢？细菌性扁桃体炎血常规可见外周血白细胞计数增高或者中性粒细胞百分比增高、C反应蛋白增高等。那现在网上平台预定的病原学检测是否需要呢？扁桃体炎的病原检测方法常见扁桃体分泌物细菌培养和药物敏感试验，抗链球菌溶血素"O"测定等，由于健康儿童的咽喉部有正常定植菌携带，所以这项检查并不推荐为常规检查，建议由医生根据临床症状和体征决定是否需要进行病原体检查。

◎ 小孩扁桃体发炎吃什么药？抗生素必须吃吗

病毒性扁桃体炎有自限性，可以局部使用药物减轻症状，包括含漱液、含片及局部喷剂。也可以使用疏风清热、消肿解毒中药或者中成药治疗。如果考虑细菌性感染，就需要抗生素治疗，建议在医生指导下正确使用。

◎ 儿童扁桃体炎反复发作怎么办？需要手术切除吗

儿童扁桃体炎反复发作，可以通过药物、锻炼提高免疫力和局部的病灶处理，以减少扁桃体炎的发生。在孩子的免疫系统没有完善之前，扁桃体是抵抗各种病菌的主要力量，若将扁桃体切除会引起小儿免疫力下降。对于四周岁以上扁桃体炎反复发作，特别是一年5~6次以上或者由于过度的肥大的扁桃体影响睡眠、呼吸、吞咽功能时，或者患有全身系统性疾病，如心肌炎、肾炎、红斑狼疮或者其他免疫系统疾病者，常常需要将扁桃体切除，以免加重病情。如果有上述情况，建议经过医生评估后，决定是否需要手术切除。

◎ 儿童扁桃体炎期间饮食要注意什么

扁桃体炎时要吃清淡易消化富含维生素的食物，多喝水，保持大便通畅，有些食物也能减轻症状且能补充各种维生素，比如蒲公英粥、萝卜甘蔗汁、石榴汁等，同时要避免食用油腻、生冷食物和辛辣刺激的食物。

◎ 儿童扁桃体炎会传染吗？怎么预防

扁桃体发炎多数是细菌、病毒感染，虽然没有被定义为传染性疾病，但是还是有一定传染性，所以在扁桃体发炎的时候要适当的隔离，最主要的是居家休息，注意手卫生。预防扁桃体炎，平时要注意营养，加强锻炼，提高免疫力；注意口腔卫生，养成良好的生活习惯；避免接触患病儿童，预防交叉感染。

（何谦，翟松会，邓辉）

鼻炎

鼻炎，作为儿科常见疾病之一，近年来儿童鼻炎的发病率呈上升趋势，我国部分地区的流行病学调查显示，每10个孩子中，可能就有1~2个患有过敏性鼻炎，其已成为影响儿童呼吸道健康的主要疾病。

儿童鼻炎不只导致患儿呼吸不畅，严重时可能影响患儿学习、生活及睡眠质量。孩子的小鼻子如果出现鼻塞、流涕等问题是不是就是得了“鼻炎”呢？是不是所有的“鼻炎”都是“过敏性鼻炎”呢？“鼻炎”和“感冒”怎么区分呢？现在我们一起来了解下儿童鼻炎的相关知识。

◎ 中医对鼻炎的认识是怎样的呢

中医认为，小儿“肺、脾、肾常不足”，肺气虚则鼻塞、流涕，脾胃运化不足则痰浊阻鼻导致鼻炎，肾虚则流清涕、打喷嚏。除此之外，感受风寒或风热、喂养不当等同样是鼻炎的常见致病因素。

◎ 儿童鼻炎都一样吗

首先我们要明确不是所有的儿童鼻炎都一样，虽然过敏性鼻炎最常见，尤其在春季，但是我们要知道过敏性鼻炎只是其中一种，西医常见的分类方法有两种。

1. 按照疾病病程的长短可分为急性鼻炎和慢性鼻炎两种。

· 急性鼻炎

多由病毒感染引起，常见于感冒，通常在1~2周内可以痊愈。

· 慢性鼻炎

慢性鼻炎是鼻腔黏膜的炎症反复发作导致。二者表现不同，发病时间不同，因此容易区别。

2. 按照鼻炎不同的诱因，常见的可以分为过敏性鼻炎、药物性鼻炎、血管运动性鼻炎。

· 过敏性鼻炎

过敏性鼻炎是儿童接触过敏原后引起的鼻黏膜过敏反应。症状可能会季节性发作或者常年存在。症状：鼻塞、鼻痒、流清涕、打喷嚏，同时也可能伴有眼部的过敏症状，如眼痒、流泪、眼红。

需要注意的是，过敏性鼻炎的孩子为了减轻鼻痒和使鼻腔更通畅，会频繁用手掌或手指向上揉鼻来缓解，类似敬礼的姿势，这种表现被称为“变应性敬礼征”。有的孩子因为长期反复用手向上揉鼻，还会在鼻根处和鼻梁中下1/3处（鼻软骨处）出现横线，这种鼻部的横向皱褶，称为“变应性皱褶”。可以作为判断是否有过敏性鼻炎的一个特征。

· 药物性鼻炎

多为长期使用鼻腔喷雾类药物引起。

· 血管运动性鼻炎

多为环境变化引起，如冷热空气刺激等。

◎ 儿童鼻炎的中医分型有哪些

儿童鼻炎典型的症状为鼻塞、流鼻涕、打喷嚏、鼻痒，中医认为儿童鼻炎分型不同症状不同，具体见下表。

辨证分型	鼻塞	鼻涕	鼻痒	打喷嚏	其他症状	舌脉（指纹）
肺气虚寒	√	清水样涕	√	√	平素易感，爱出汗，多在感受风寒之邪或天气突发时发病，恶寒，畏风怕冷、无汗等症	舌淡红，苔薄白，指纹浮红
肺经伏热	√	清浊涕	√	√	常在闷热天气发作，恶风、发热、咽痛、口渴、口干烦热、眼痒、便干等症	舌红，苔薄黄，指纹紫滞
肺脾气虚	√	清水样涕	√	√	面色萎黄，食少纳呆，便溏，倦怠乏力，少气懒言	舌淡胖或有齿痕，苔薄白
肺肾两虚	√	清水样涕	√	√	畏寒肢冷，夜尿频多，发育迟缓	舌淡，苔白

上述症状如果不能及时缓解或持续加重，一定要到医院及时就诊哦！

◎ 如何区分是感冒还是鼻炎呢

在日常生活中很多孩子的鼻炎不易被发现，经常误认为感冒，反复使用感冒药物治疗，效果不好，尤其是年纪较小的孩子无法准确表述自己的不适，因未及时获得治疗而导致病情加重。那应该如何区分是感冒了还是鼻炎呢？这个问题的本质就是如何区分急性鼻炎和慢性鼻炎。我们前面讲过，急性鼻炎在中医上也称为”感冒”或者“伤风”，但是普遍意义上的感冒又不仅仅局限在鼻部的症状，同时可伴咽痛、咳嗽、发热等症状。

我们接下来用典型的过敏性鼻炎和感冒做个对比，更清楚明了一些。

症状/表现	过敏性鼻炎	普通感冒
出现季节	每年特殊时期（如春秋花粉季）或常年	一般秋冬季节常见
地点相关	在久未清理/潮湿房间或接触土壤时出现	一般和地点无关
症状持续时间	季节性持续或常年性	约7天，自限性快速缓解
发热	无	可能有，伴脑部状态/食欲影响
咽痛/头痛	无	可能有，伴脑部状态/食欲影响
鼻痒/黑眼圈	常见	无
咳嗽/喷嚏	婴幼儿以咳为主，大龄儿童连续喷嚏	初期加重后逐渐消退
咽部不适	鼻涕后滴致反复清嗓/咳嗽	常见喉咙痛
鼻涕性状	持续清水样	清涕→黄白涕→消失
眼痒/流泪	61%伴过敏性结膜炎	无

◎ 鼻炎除了让孩子不舒服，还有哪些危害呢

看似普通的鼻炎，时时刻刻影响着孩子的生活质量。

1. 最让家长头疼的问题就是影响孩子的睡眠。因为鼻塞、鼻痒引起的呼吸不顺畅，可能

导致孩子睡觉不安稳定、打呼噜，小宝宝还会出现半夜惊醒哭闹的情况。学龄期的孩子还可能因为频繁打喷嚏、流泪等症状，影响学习状态。

2. 除了眼前的问题，因鼻、鼻窦、口腔、中耳相通，长期的鼻炎还可能会合并鼻窦炎、支气管炎、咽炎、中耳炎、眼结合膜炎、扁桃体肥大、腺样体肥大、睡眠呼吸障碍等一系列疾病发生。在我国约有35%的过敏性鼻炎患儿会合并哮喘，有12.4%~21.2%的过敏性鼻炎患儿会合并腺样体肥大，出现张口呼吸，甚至影响面部发育。腺样体肥大也可能加重过敏性鼻炎患儿症状的严重程度，延长症状持续时间。

◎ 有哪些中医小妙招来缓解孩子的鼻炎呢

发现孩子有鼻炎后不必惊慌，下面这些中医小妙招可以大大派上用场！

● 肺气虚寒证

特点是面色苍白、清涕不止、畏寒多汗。

食疗方

黄芪红枣姜茶

黄芪3克+红枣2枚+生姜1片，煮水，每日1次或隔日1次。

小儿推拿

基础手法有开天门、推坎宫、揉迎香、搓鼻梁，一般这几种手法组合使用。

开天门：用单手拇双手拇指交替从两眉中点向上推至前发际，50~100次。可通鼻窍，发汗解表，镇静安神。

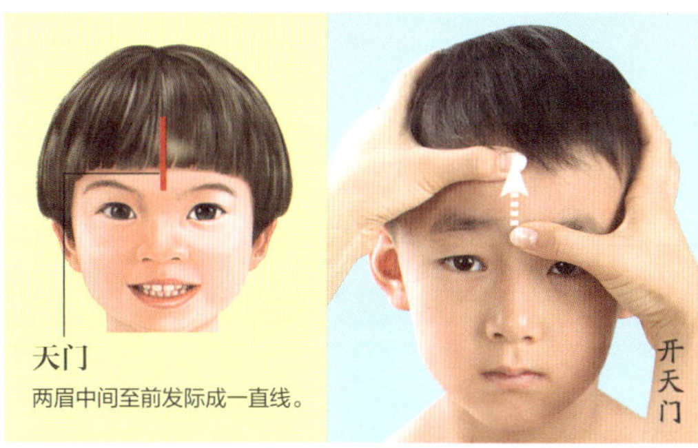

扫码观看
开天门

推坎宫：用两拇指桡侧自眉心向眉梢分推，50~100次。可疏风解表，醒脑通窍。

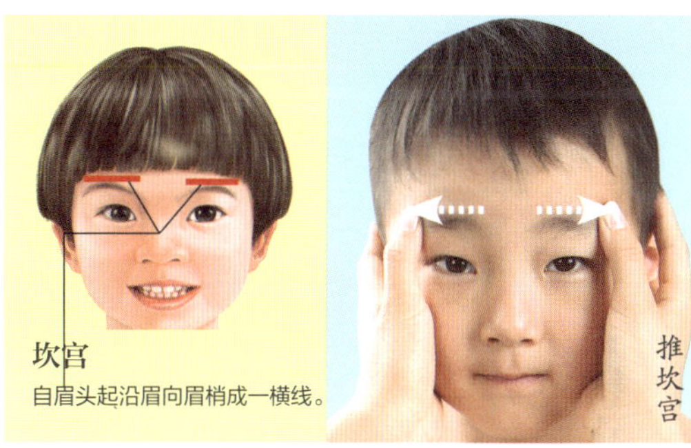

扫码观看
推坎宫

按迎香：用食指、中指或两拇指指腹按揉，一般按揉2~3分钟。可宣肺气，通鼻窍。

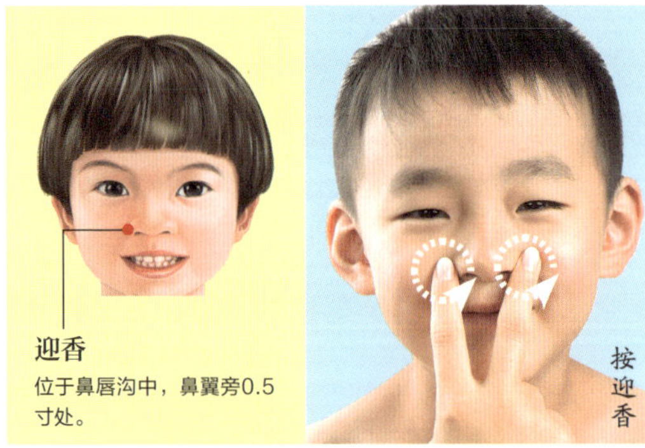

扫码观看
按迎香

搓鼻梁：用食指和中夹住鼻梁，从鼻根向鼻翼方向上下搓动30~60次。可宣通鼻窍，促进鼻部血液循环。

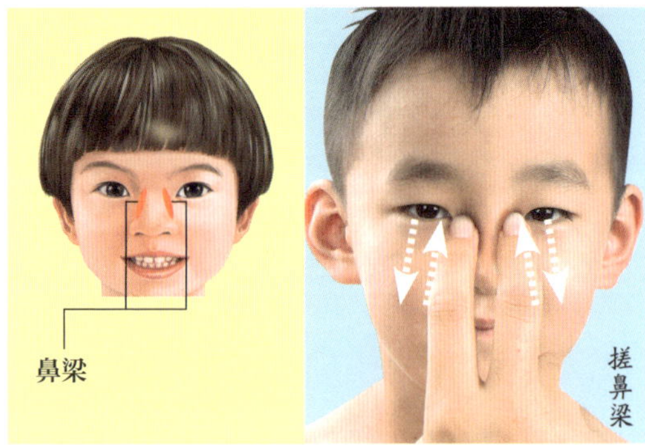

扫码观看
搓鼻梁

辨证加用手法：

补肺经：无名指螺纹面，由指尖向指根方向直推200次。

揉外劳宫：手背中央按揉2分钟。

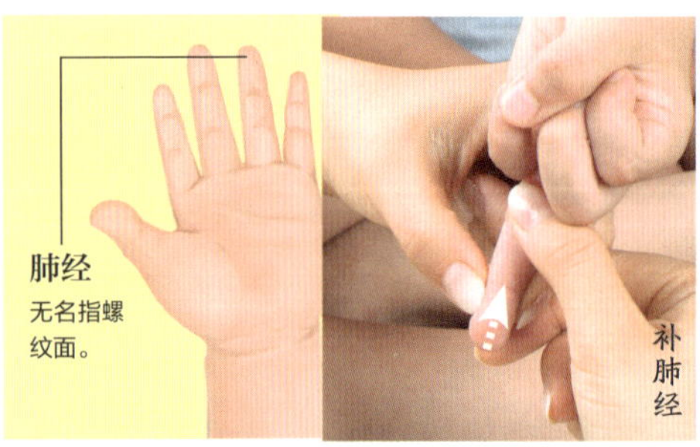

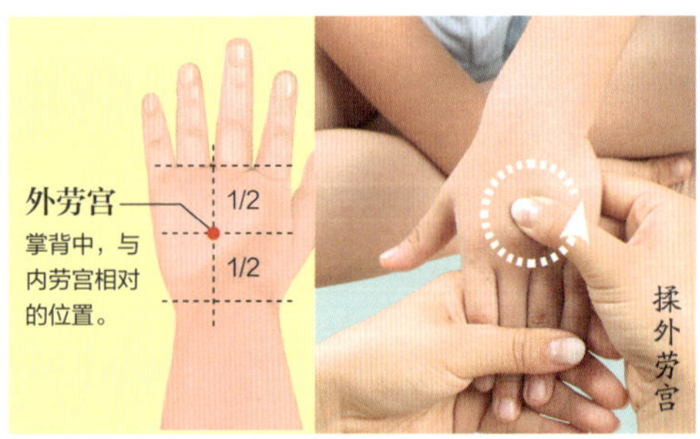

泡脚

艾叶10克 + 生姜10克，煮水泡脚。每日1次，水温38~40℃，每次10分钟。

艾灸

艾灸百会、大椎以悬灸（悬灸：将点燃的艾条悬在施灸的穴位上方，距离皮肤2~3厘米，进行熏烤，使患处有温热感而无灼痛感）为主，每次10~15分钟，急性期可每日艾灸，缓解期可每周艾灸3次左右。

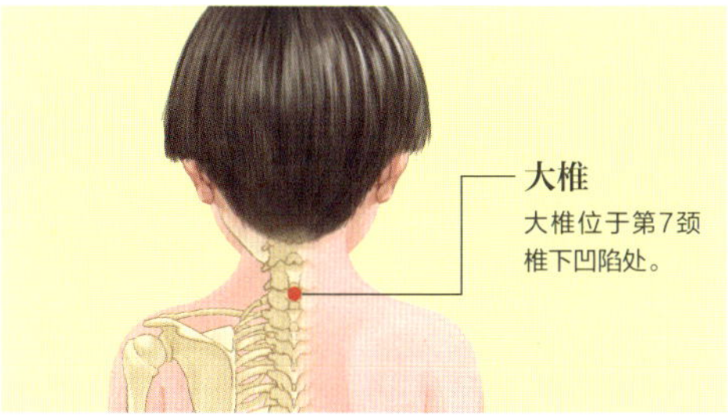

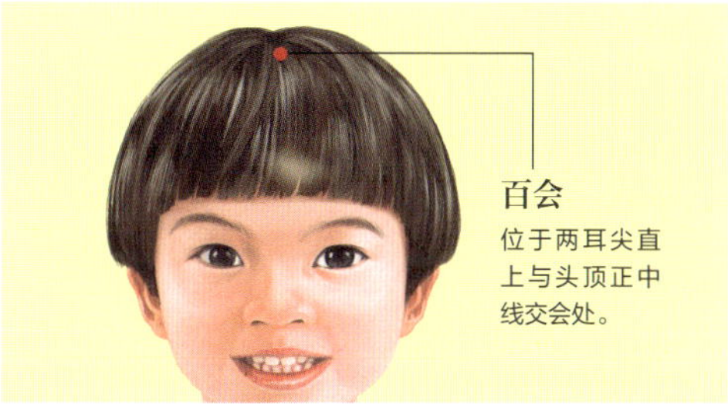

中药熏鼻

将苍耳子、白芷、辛夷等芳香通窍治疗鼻炎的药熬成药液，置于熏蒸机或者广口杯中熏蒸鼻子，每日1次，每次持续5~10分钟，3~5次为一个疗程，可起到通利鼻窍之功。注意药液需有一定的温度才能熏蒸，但温度不要过高。

肺经伏热证

特点是鼻干黄涕、舌红苔黄、揉鼻频繁、咽喉红肿、便秘。

食疗方

雪梨百合饮

雪梨半个 + 鲜百合10克 + 金银花3克，煮水喝，每日1次或隔日1次。

小儿推拿

基础手法同“肺气虚寒证”，辨证加用手法如下：

清肺经：无名指螺纹面，由指根向指尖方向直推200次。

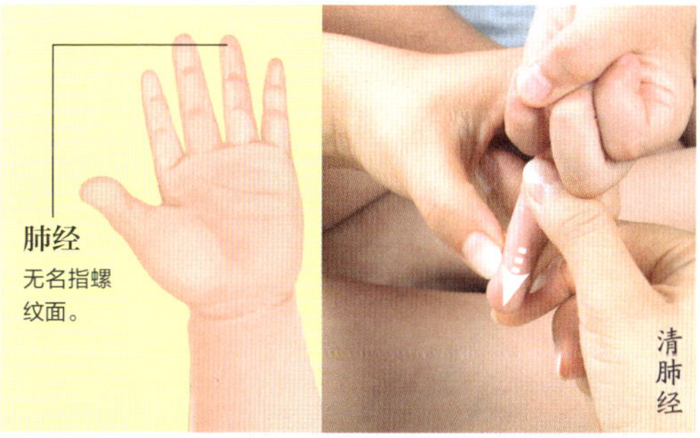

清天河水：前臂内侧正中从腕至肘推200次。

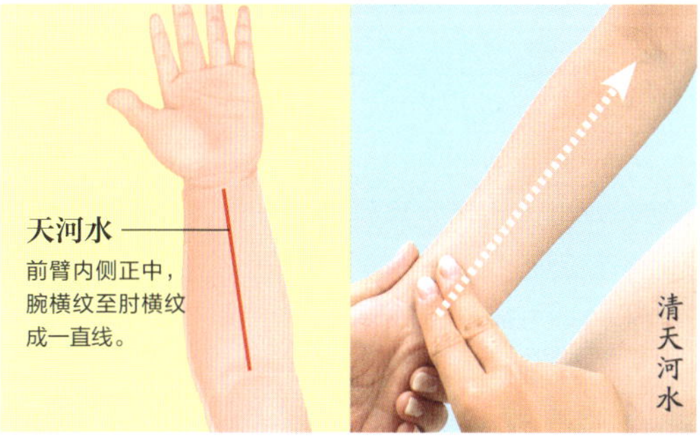

泡脚

薄荷菊花汤

薄荷3克+菊花5克，煮水泡脚散热。

● 肺脾气虚证

特点是面黄乏力、腹胀便溏、鼻塞反复。

食疗方

山药茯苓粥

山药30克+茯苓10克+粳米50克，煮粥食用，每日1次。

小儿推拿

基础手法同“肺气虚寒证”，辨证加用手法如下：

补脾经：拇指桡侧，由指尖向指根直推300次。

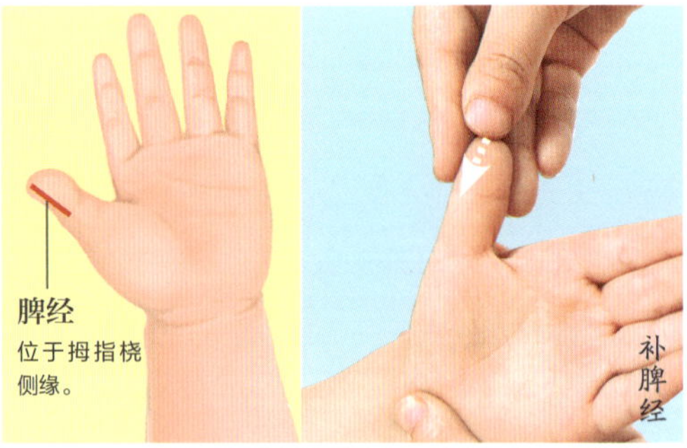

扫码观看
补脾经

顺时针摩腹：顺时针摩腹5分钟。

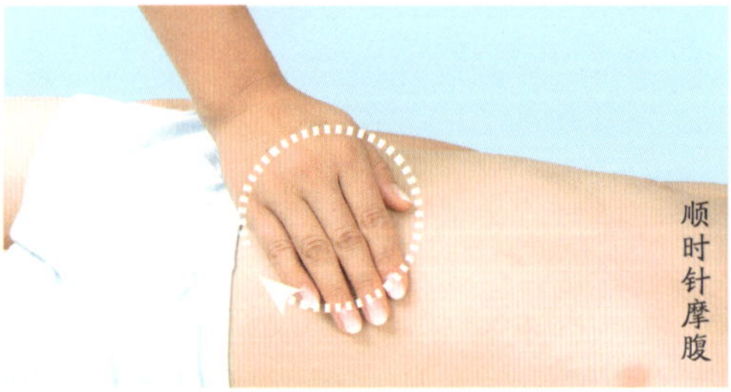

扫码观看
顺时针摩腹

泡脚

白术陈皮汤

白术10克+陈皮5克，煮水泡脚，每次10分钟。

艾灸

艾灸足三里、大椎穴以悬灸为主，每次10~15分钟，急性期可每日艾灸，缓解期可每周艾灸3次左右。

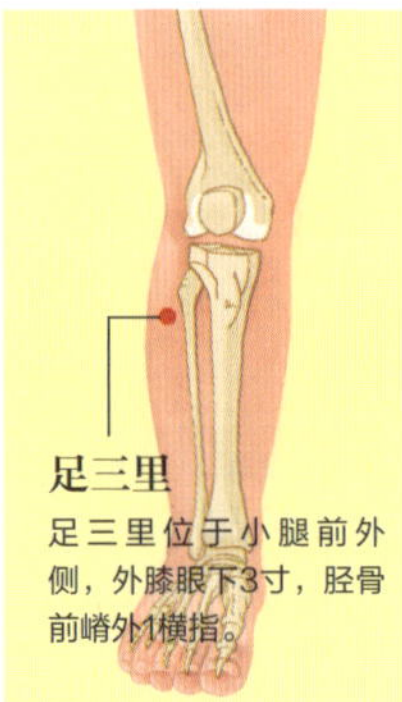

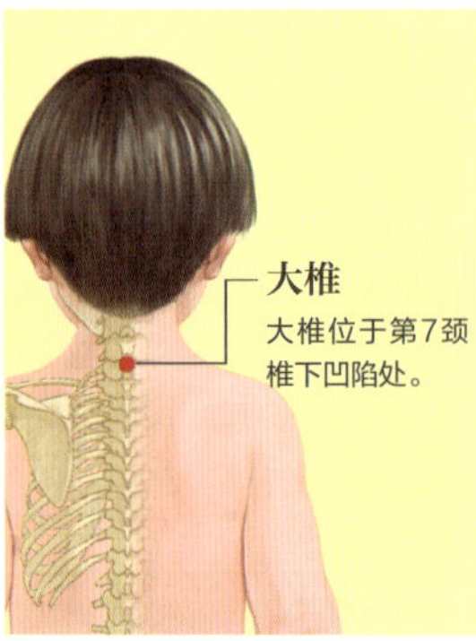

● **肺肾两虚证**

特点是畏寒肢冷、夜尿频多、发育迟缓。

食疗方

肉桂枸杞茶

肉桂1克+枸杞3克泡水，每日1次或隔日1次。

小儿推拿

基础手法同“肺气虚寒证”，辨证加用手法如下：

补肾经：小指螺纹面，由指尖向指根方向直推，推100~200次。

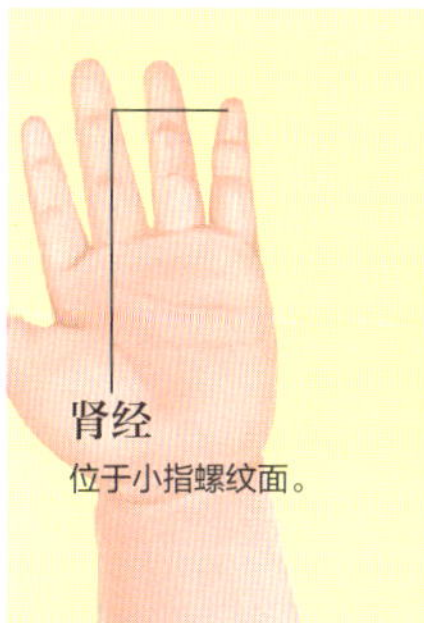

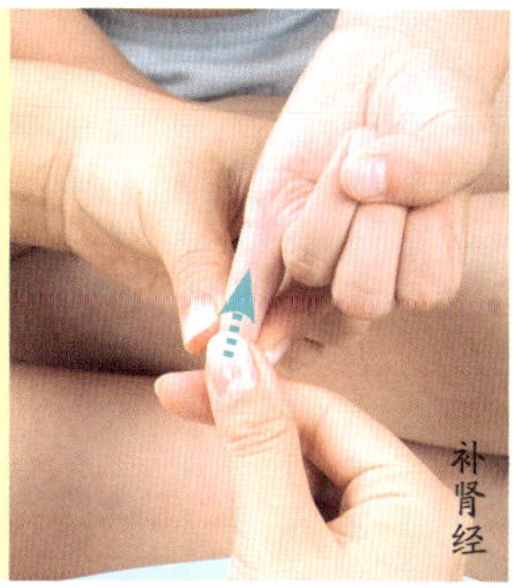

扫码观看
补肾经

揉丹田：脐下2.5寸按揉3分钟。

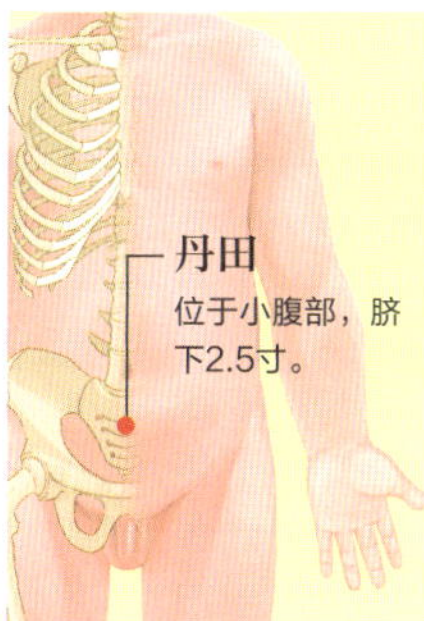

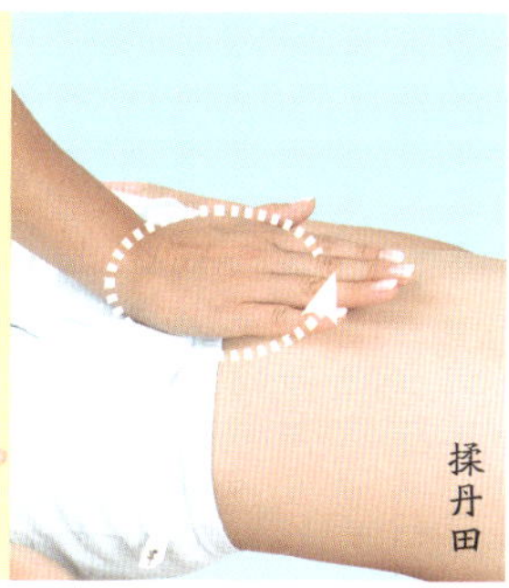

扫码观看
揉丹田

泡脚

肉桂艾草汤

肉桂5克+艾叶10克，煮水泡脚，每次10分钟。

艾灸

艾灸涌泉穴、命门穴以悬灸为主，每次10~15分钟，急性期可每日艾灸，缓解期可每周艾灸3次左右。

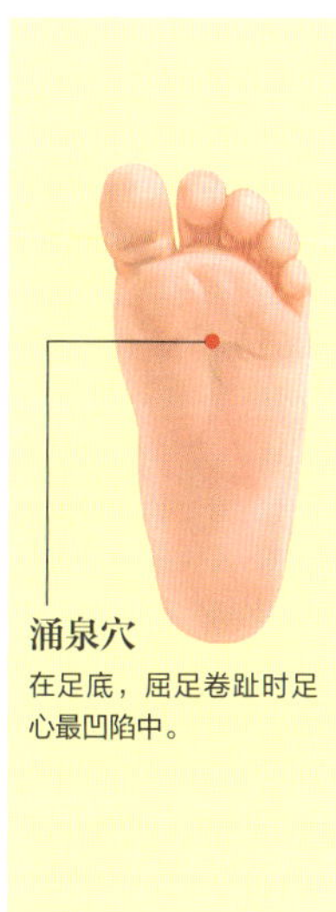

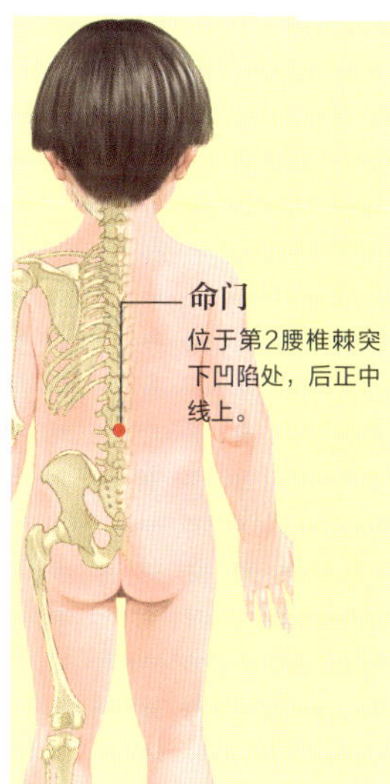

温馨提示

食疗方及外用法如使用后有不适则建议停用；皮肤破损、急性感染期禁用外治法；皮肤易过敏患儿慎用泡脚方，避免出现过敏反应；艾灸时注意防止烟灰掉落烫伤皮肤。

◎ 日常还应注意什么

● 饮食方面

· 养成良好的进食习惯

定时定量，不挑食，饮食均衡。日常饮食要以清淡为主，尤其要避免生痰湿的食物，比如油炸肥腻、生冷寒凉、糖果、巧克力等。日常要多吃有健脾功效的食物，比如山药、芡实、茯苓、白扁豆等。

· 避免过敏食物

如果孩子是过敏性鼻炎，需要排查并避免使用相应的致敏食物，常见的有牛奶、鸡蛋、海鲜等。

· 保持鼻腔湿润

每日给孩子保证足够的饮水量，保持鼻腔湿润，尤其在干燥的季节。

● 生活习惯方面

· 保证环境的清洁

减少接触过敏原，如过敏季节不去花粉浓度高的地方，使用花粉阻隔剂，戴口罩，回家后清洗口腔、鼻腔等。避免刺激性气味（香水、消毒剂等）。

让孩子多进行户外运动。适当运动可提升肺脾阳气，促进生长发育，增强体质，但需避开花粉高峰期或佩戴口罩。

· 清洁鼻腔

必要时用生理盐水冲洗鼻腔，清除分泌物及过敏原。指导正确擤鼻方法，避免用力过度损伤黏膜或者诱发其他相关疾病。

· 睡眠环境优化

保持卧室湿度适宜，定期更换床单被罩和除螨，减少尘螨接触。

（李莉，翟松会，邓辉）

咽炎

嗓子干痒有异物？小孩也犯咽炎

咽炎（咽喉炎）是咽部黏膜的炎症，主要表现为嗓子干痒、异物感、疼痛或咳嗽。儿童因免疫系统较弱、环境适应能力差，更容易反复发作。

◎ 小儿咽炎对孩子的危害有多大

小儿咽炎对孩子的危害较大，尤其是婴幼儿和免疫力较弱的孩子。咽炎可能带来以下的危害：

呼吸道阻塞：婴幼儿咽部肿胀可能导致呼吸困难，尤其是急性会厌炎（虽不完全是咽炎，但需警惕），可危及生命。

中耳炎：咽部炎症通过咽鼓管扩散至中耳，引发耳痛、听力下降，甚至鼓膜穿孔。

扁桃体周围脓肿：细菌感染扩散可能形成脓肿，导致剧烈咽痛、高热，需手术引流。

慢性咽炎：反复炎症导致咽部不适、异物感，影响生活质量。

腺样体肥大：长期炎症刺激腺样体，引发睡眠打鼾、缺氧（睡眠呼吸暂停），甚至影响面部发育（腺样体面容）。

营养不良：咽痛导致食欲下降，长期可能影响生长发育。

感染扩散风险：炎症向下蔓延，引发喉炎（声音嘶哑、犬吠样咳嗽）、支气管炎或肺炎。少数情况下（如链球菌感染），可能诱发败血症、化脓性关节炎等。

健康影响：长期不适或睡眠障碍可能导致儿童烦躁、注意力不集中、学习能力下降。反复感染可能影响免疫系统发育，增加过敏或其他免疫性疾病风险。

◎ 孩子出现咽炎，何时应该去医院？什么情况下可以在家观察

孩子出现咽炎时，家长需要根据症状的严重程度和伴随表现来判断是否需要立即就医。以下是具体的判断标准和建议：

● 需立即就医的情况（出现以下任一表现）

· 呼吸困难或异常呼吸音

呼吸急促、费力，或出现“喉鸣声”（高调吸气声）。

声音嘶哑伴犬吠样咳嗽（警惕喉炎或会厌炎）。

· 吞咽困难或拒食 / 拒水

无法吞咽唾液、流口水（婴幼儿可能表现为烦躁、哭闹时无声音）。

· 高热不退或精神差

持续高热（＞39℃）超过24小时，或发热＞3天，或退热后反复升高。

孩子嗜睡、反应迟钝、哭闹不止无法安抚。

· 颈部肿胀或僵硬

颈部淋巴结明显肿大、触痛，或孩子拒绝转动头部。

· 皮肤瘀点或皮疹

出现细小红疹、瘀斑，提示可能链球菌感染或其他全身性疾病。

· 脱水迹象

尿量减少（婴儿＜4片湿尿布/天）、口唇

干裂、眼窝凹陷。

● **可在家观察的情况（需密切监测）**

若孩子仅有以下表现，可先居家护理：

1.轻度咽痛：能正常进食、喝水，无吞咽困难。

2.低热或短暂发热：体温 < 38.5℃，服用退烧药后精神好转。

3.普通感冒症状：伴流涕、咳嗽，但无呼吸急促或异常呼吸音。

4.一般状态良好：玩耍、睡眠基本正常，无持续烦躁或拒食。

◎ 有哪些办法可以让孩子症状减轻一些

孩子出现咽炎，家长可以根据不同症状给予家庭处理，具体处理如下：

● **风热犯肺型咽炎**

咽红肿痛、发热、咳嗽痰黄、鼻塞流黄涕、舌红苔薄黄。

食疗方

桑叶菊花饮

桑叶3克、菊花3克、薄荷1克（后下）、冰糖少许。沸水冲泡5分钟，去渣后温饮（1岁以上适用）。

金银花绿豆粥

金银花5克（布包）、绿豆15克、粳米30克。绿豆和粳米煮烂后，加入金银花再煮5分钟，去药包食用。

饮食禁忌

易清淡易消化，忌辛辣、油炸、冷饮（如炸鸡、冰淇淋）。避免甜腻食物（如奶油蛋糕），以免生痰。

小儿推拿

每日1次，手法轻柔。

推坎宫：眉弓向两侧分推50次。

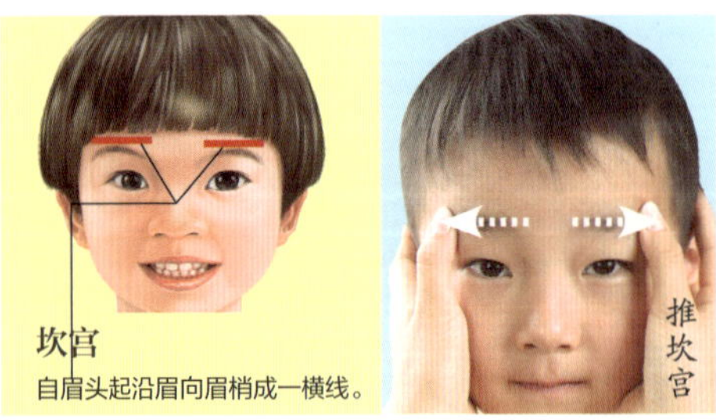

清肺经：无名指螺纹面，由指根向指尖方向直推200次。

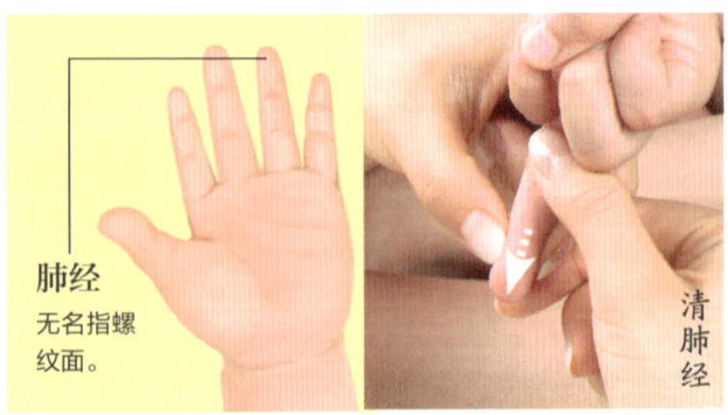

清天河水：前臂内侧正中，从腕至肘推200次。

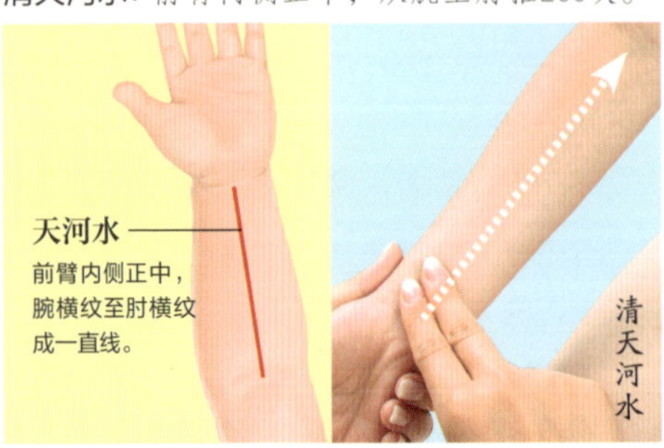

退六腑：沿前臂尺侧从肘向腕推300次。

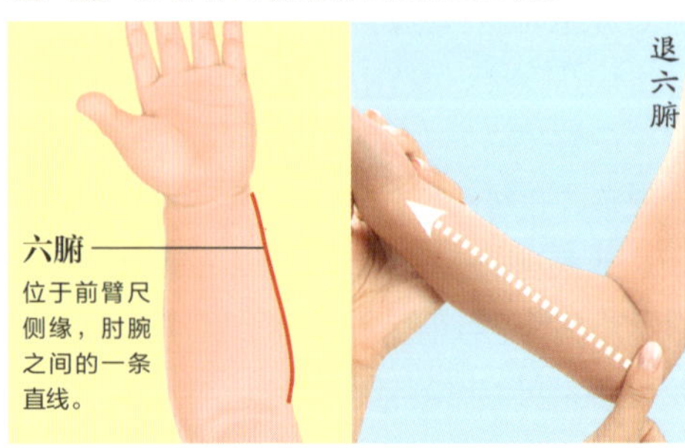

掐少商： 掐5~10次。

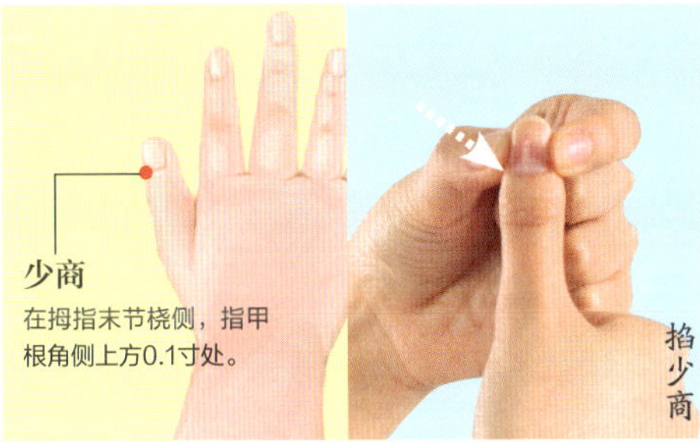

揉扁桃体外方： 揉50次。

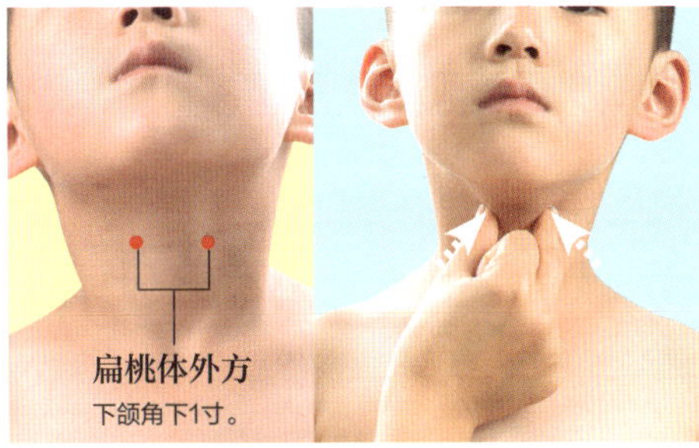

注意事项：推拿前后喝温水，避免空腹或饭后立即操作；皮肤破损、高热惊厥时禁用。

外治法（直接作用于咽喉）

中药含漱： 金银花6克、连翘6克、生甘草3克，煎水100毫升含漱；开喉剑喷雾剂（儿童型）局部喷咽部。

穴位贴敷： 吴茱萸粉3克+醋调糊，睡前贴足心涌泉穴（晨起去除），引热下行。或者市售儿童咽扁贴（含薄荷、冰片），贴天突穴或颈部。

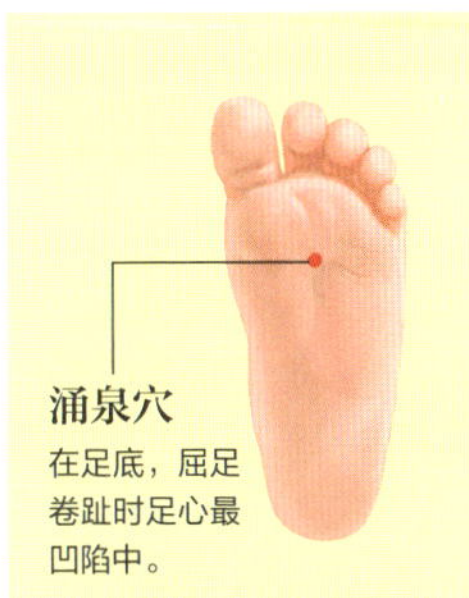

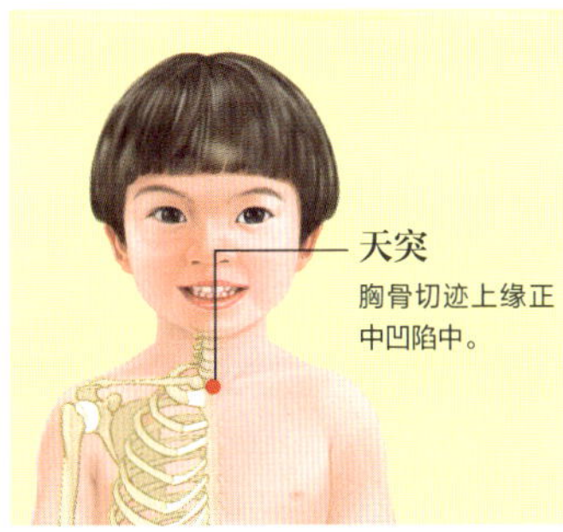

刮痧（适合5岁以上）

用瓷勺蘸植物油，在颈后（风池至大椎）、肘窝（曲池穴）轻刮至微红出痧。

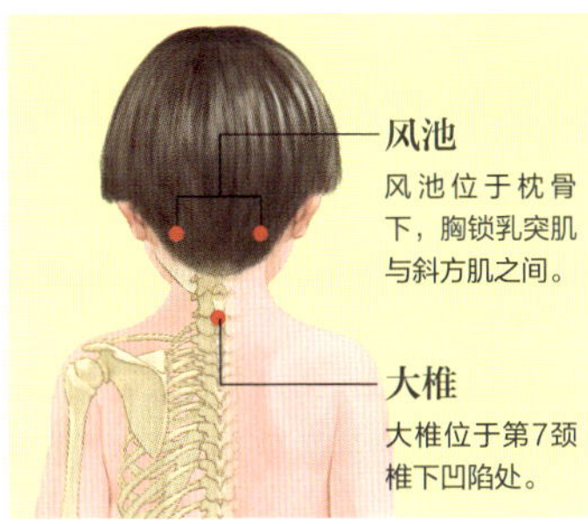

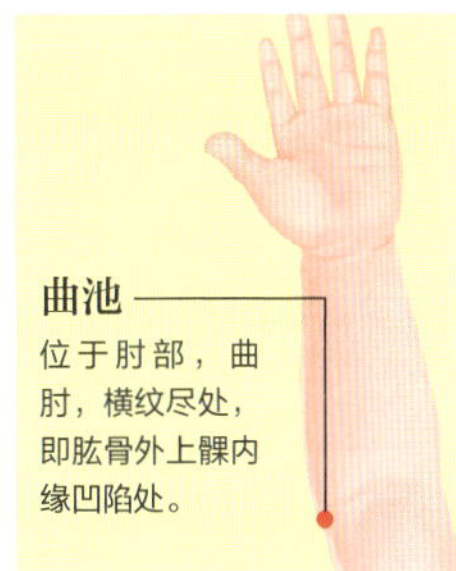

肺胃热盛型咽炎

咽痛、红肿、咳嗽痰黄、口干喜冷饮、大便干结、舌红苔黄。

食疗方

雪梨冰糖饮

雪梨1个（去皮切块）、冰糖5克、白萝卜30克。炖煮20分钟，喝汤吃梨。

绿豆百合粥

绿豆30克、大米50克、鲜百合5克。绿豆和大米煮烂后加百合再煮10分钟。

萝卜蜂蜜饮

白萝卜50克（榨汁）、蜂蜜1小勺（1岁以上用）。萝卜汁加蜂蜜调匀，温水冲服。

饮食禁忌

避免辛辣、油炸、冷饮及甜腻食物（如蛋糕、巧克力）；1岁以下婴儿禁用蜂蜜，可用少量冰糖替代。食疗方需根据年龄减量（如1~3岁用量为成人1/3）。

小儿推拿

每日1次，手法轻柔。

清肺经： 无名指螺纹面，由指根向指尖方向直推，推100~300次。

清胃经： 大拇指桡侧缘，从腕横纹向指尖方向直推，推100~300次。

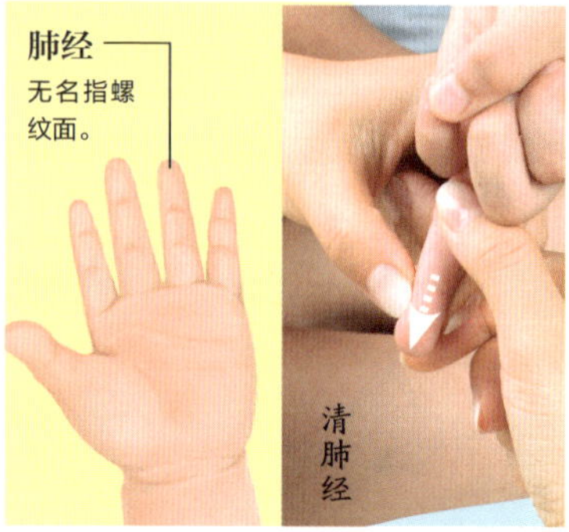

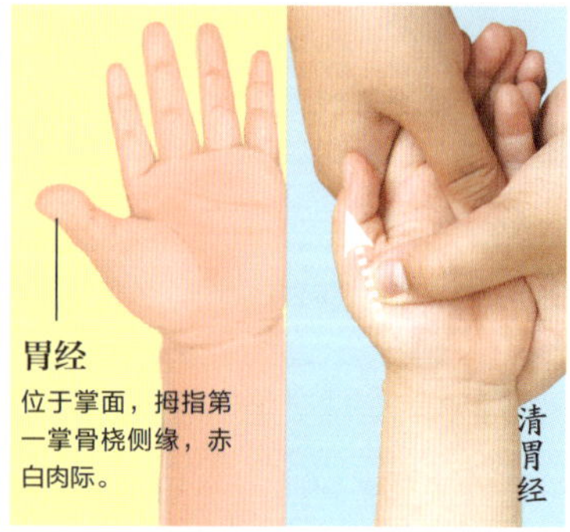

掐少商穴： 拇指外侧指甲角旁。轻掐3~5次。

揉合谷穴： 手背第1、2掌骨间（虎口处），揉按50~100次。

推天河水： 前臂内侧正中，从腕横纹向肘横纹直推，推100~300次。

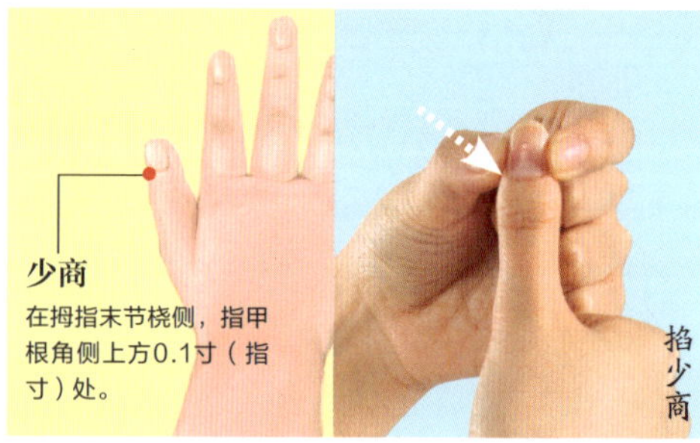

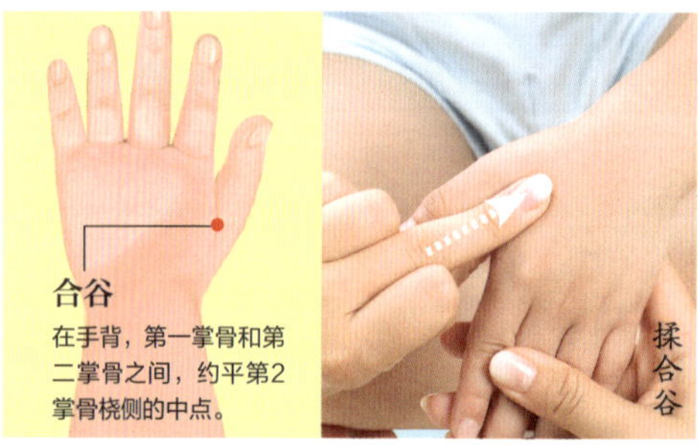

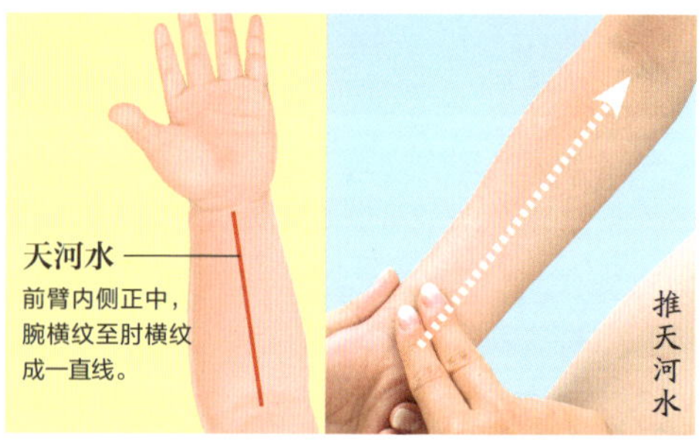

注意事项：推拿前后喝温水，避免空腹或饭后立即操作；皮肤破损、高热惊厥时禁用。

外治法（直接作用于咽喉）

中药贴敷： 吴茱萸粉+醋调糊，贴敷涌泉穴（足底前1/3），睡前贴，晨起取下，引火下行。

淡盐水漱口： 3岁以上可用温淡盐水漱口（每日2~3次），清洁咽喉。

小儿咽炎贴：选用正规儿童专用咽喉贴（如金银花、薄荷成分），贴于颈部或天突穴（胸骨上窝）。

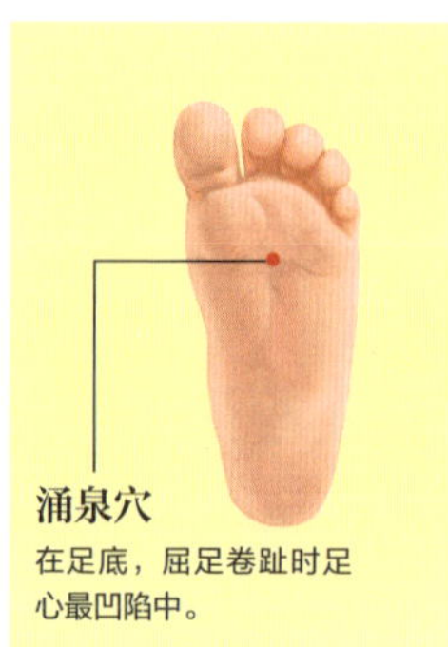

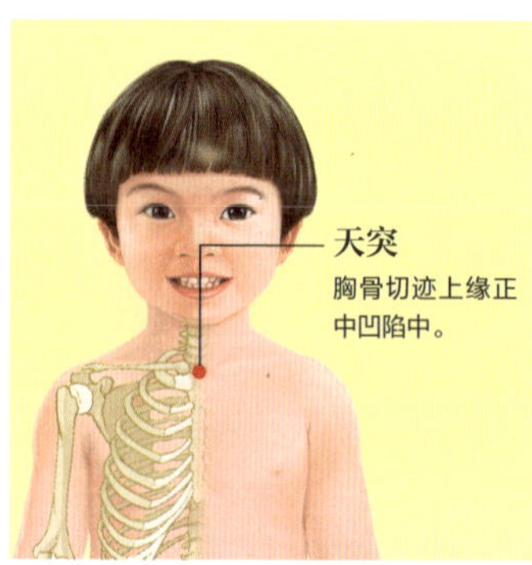

阴虚肺燥型咽炎

咽干咽痒、干咳少痰、手足心热、舌红少。

食疗方

沙参麦冬粥

北沙参10克、麦冬6克、粳米50克、冰糖少许。沙参、麦冬加水煎20分钟取汁，与粳米同煮成粥，加冰糖调味。

百合雪梨羹

鲜百合20克（或干百合10克）、雪梨1个（去核切块）、冰糖适量。百合与雪梨炖煮至软烂，加冰糖融化后食用。

银耳莲子汤

银耳半朵（泡发）、莲子10颗（去心）、枸杞5粒。银耳撕小块与莲子炖1小时，加枸杞再煮10分钟。

小儿推拿

每日1次，手法轻柔，每次5~10分钟。

清肺经： 无名指螺纹面，由指根向指尖方向直推。轻柔推100~300次。

补肾经： 小指螺纹面，由指尖向指根方向直推，推100~200次。

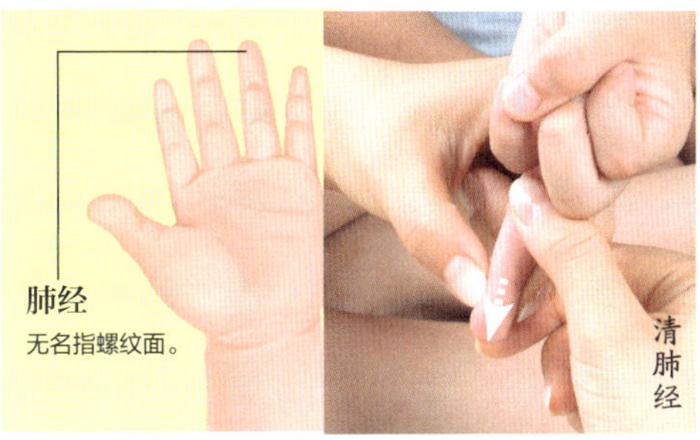

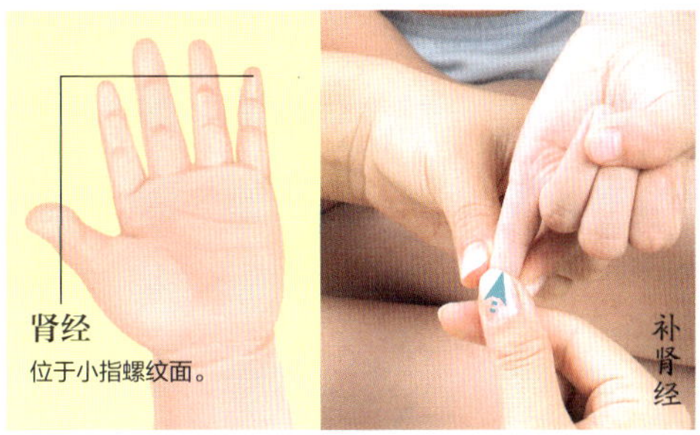

按揉天突穴： 胸骨上窝凹陷处，轻轻按揉1~2分钟。

捏脊： 从尾椎至大椎捏脊5~7遍，调和阴阳。

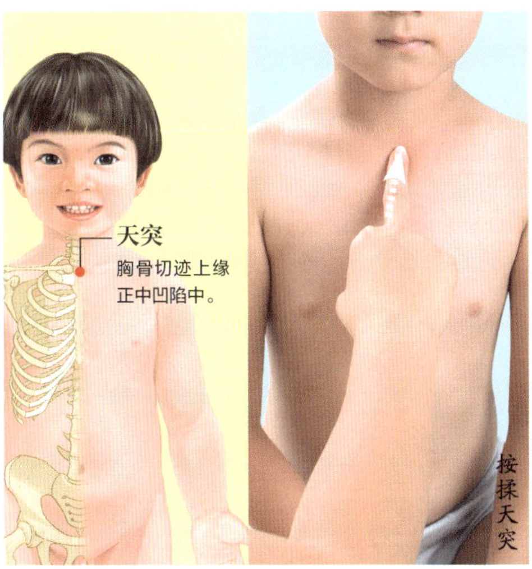

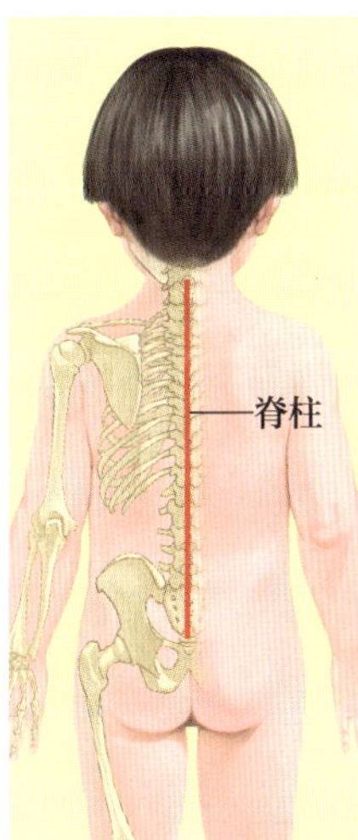

扫码观看
捏脊

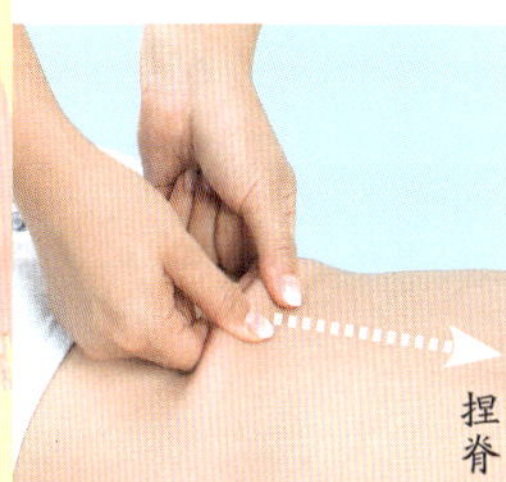

外治法（直接作用于咽喉）

淡盐水漱口： 温盐水（3%浓度）漱口，每日2~3次。

穴位贴敷： 吴茱萸粉3克+醋调糊，睡前敷双脚涌泉穴，晨起取下；麦冬、玄参等研粉，蜂蜜调后贴天突或肺俞穴（皮肤敏感者慎用）。

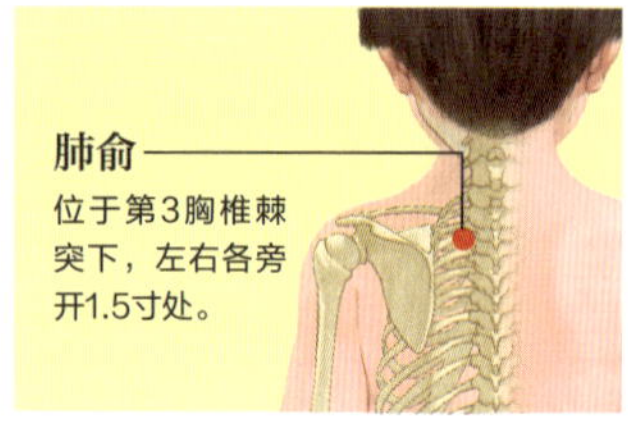

◎ 常见问题解答

1. 孩子总清嗓子，是咽炎吗?

可能是过敏性咽炎或鼻涕倒流刺激喉咙，需排查鼻炎及过敏。

2. 慢性咽炎能根治吗?

可通过调整体质、减少刺激，降低发作频率。

3. 孩子咽炎刚好，能去幼儿园吗?

建议症状消失后再观察1~2天，避免交叉感染。

4. 血象高一定是细菌感染吗?

不一定！病毒感染早期也可能白细胞轻度升高，需结合症状和病原学检查。

5. 咽炎必须吃消炎药（抗生素）吗?

多数由病毒引起，抗生素无效。

6. 喉咙痛喝凉茶降火是对的吗?

寒凉药物可能损伤脾胃，尤其风寒证不宜。

7. 咽炎会传染吗?

病毒性或链球菌性咽炎可通过飞沫传播，患儿应居家休息至退热24小时后。

儿童咽炎大部分可自愈，但需警惕重症信号（如呼吸急促、脱水）。合理用药的同时，家庭护理（湿润环境、休息）同样关键。

◎ 预防复发的关键措施

· 切断感染源

流感季节少去人多密闭场所，避免接触呼吸道感染患者，必要时戴口罩。

勤洗手（用肥皂流水洗20秒），避免揉眼、挖鼻孔（减少病毒细菌入侵）。

· 增强体质

每日户外活动30分钟以上，多晒太阳促进维生素D合成。

均衡饮食，适当补充维生素C（如新鲜果蔬）。

保证睡眠：1~3岁幼儿12~14小时/日，4~6岁儿童10~12小时/日。

· 纠正不良习惯

避免用口呼吸（易致咽部干燥，可通过闭嘴鼓气训练改善）。

及时治疗鼻炎、鼻窦炎（分泌物倒流易诱发咽炎）。

· 接种疫苗

如流感疫苗、肺炎球菌疫苗。

· 过敏儿童避免接触花粉、尘螨等过敏原

· 排查潜在问题

反复咽炎可能合并鼻炎、腺样体肥大或胃食管反流，需耳鼻喉科或儿科评估。

总结：预防儿童咽炎，关键在“保湿+清洁+提高免疫力”。

环境：加湿、防尘、避烟。

饮食：忌辛辣冷饮，多喝温开水。

免疫：均衡营养、充足睡眠、接种疫苗。

过敏：查过敏原，保持家居清洁。

坚持这些方法，能有效减少孩子咽炎发作！育儿路上我们一起为孩子健康保驾护航。

（匡红梅，翟松会，邓辉）

腺样体肥大

近年来，腺样体肥大、腺样体肥大面容等词汇频频进入家长的视线，引起大家的各种焦虑。如何判断小孩是否是腺样体肥大呢？腺样体肥大到底要不要手术？手术后会复发吗？带着这些家长关心的问题，我们一起来了解一下腺样体肥大吧。

腺样体，又名增殖体、咽扁桃体，位于鼻腔最后面——鼻咽后壁的橘瓣样淋巴组织。腺样体肥大是一种常见的儿童疾病，这是由于各种原因引发的炎症刺激，使腺样体发生增生肥大，从而引发一系列的鼻子、耳朵、喉咙(扁桃体)等部位的多种症状，通俗来讲，就像人的喉咙里有一块“小肉垫”（腺样体）过度“膨胀”了，堵住了呼吸通道。

◎ 如何判断孩子是否有腺样体肥大

家长平时可以观察到的症状

· 持续性鼻塞与张口呼吸

若宝宝长期鼻塞，尤其在无感冒情况下仍频繁用嘴巴呼吸，夜间更明显。

· 睡眠打鼾或呼吸暂停

持续夜间打鼾，伴随呼吸暂停（如突然停止呼吸数秒后恢复）或频繁翻身调整睡姿，需高度警惕。

· 频繁揉鼻、抓耳或听力下降

腺样体肥大可能压迫咽鼓管，导致耳闷、听力下降或反复中耳炎，表现为抓耳、对声音反应迟钝。

· 流涕或反复鼻部感染

长期流清涕或脓涕，感冒后鼻塞加重且持续时间长，可能因腺样体肥大阻碍鼻腔分泌物排出。

· 出现腺样体面容

长期张口呼吸可导致上颌骨变长、牙齿排列不齐、嘴唇厚外翻等特征性面容改变。

到医院可以让医生通过查体发现的一些体征表现

· 颈部或下颌淋巴结肿大

腺样体肥大容易引起反复感染，当合并感染或炎症反应时，可在颈部或下颌区域有硬块。

· 咽部检查异常

口咽检查可能发现咽后壁分泌物增多、扁桃体肥大或鼻咽部肿块。

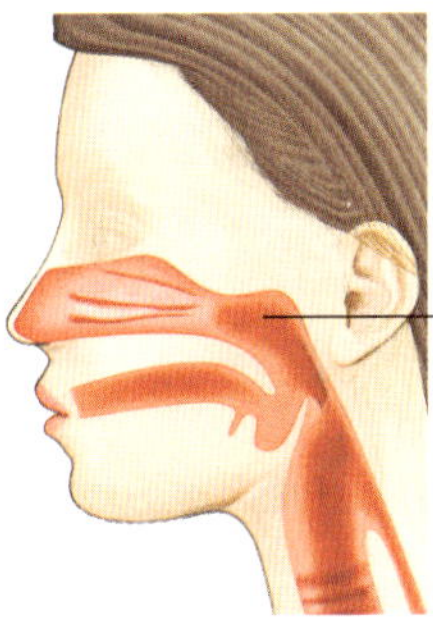

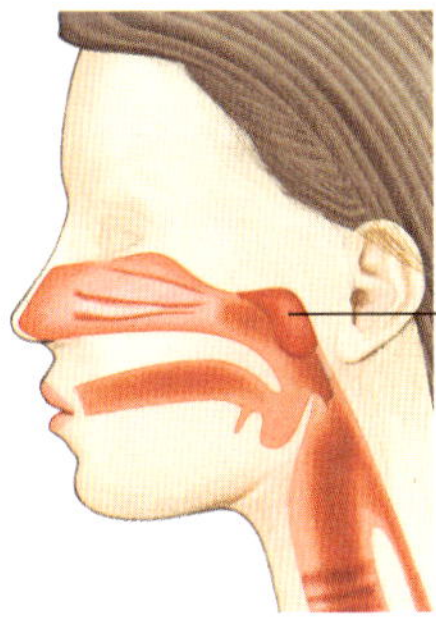

◎ 腺样体肥大、感冒、普通鼻炎如何区分

病种	腺样体肥大	感冒	普通鼻炎
主要症状	鼻塞为持续性且夜间加重，常伴张口呼吸、睡眠打鼾或呼吸暂停、耳闷/耳痛、长期可导致腺样体面容（颌骨变长、牙列不齐等）	鼻塞、流涕（清涕或脓涕）、咽喉痛、咳嗽、畏寒/发热	鼻塞呈间歇性或环境性（如遇冷空气加重）、流涕（清水样或黏脓涕）、鼻痒、频繁打喷嚏
持续时间	持续存在且逐渐加重	通常1周内自愈	急性鼻炎数周缓解，过敏性鼻炎季节性发作或长期存在
全身表现	白天嗜睡、注意力不集中、记忆力下降	食欲不振、乏力	以局部症状为主，较少出现嗅觉减退、头痛

◎ 打呼噜一定是腺样体肥大吗

不一定！

如果伴随张嘴呼吸、睡觉频繁翻身、呼吸暂停，甚至白天注意力不集中，可能是腺样体堵住呼吸道引起的。

● 其他原因也可能引起打呼噜

· 睡姿不对

枕头太高/太低、仰头睡都可能压到呼吸道，调整姿势后打呼噜可能消失。

· 鼻炎 / 鼻塞

感冒、过敏或鼻窦炎时，鼻涕堵住鼻子也会打呼噜。

· 扁桃体肥大

扁桃体肿大会让呼吸通道变窄，和腺样体肥大常一起出现。

· 肥胖

脖子肉多会挤压喉咙，胖孩子更容易打呼噜。

● 什么情况要警惕腺样体肥大

· 打呼噜持续超过 1 个月，且越来越响

· 孩子睡觉时总张嘴呼吸，甚至憋醒

· 出现“腺样体面容”（如龅牙、下巴后缩）

单纯偶尔打呼不用太紧张，先调整睡姿或观察鼻塞是否缓解。如果长期打呼且伴随上述异常表现，建议去医院检查。

◎ 腺样体肥大会导致“变丑”吗

不一定，但长期不管可能会影响颜值。

● 什么情况下可能“变丑”

长期用嘴呼吸（比如超过半年），嘴巴一直张开，上颚会变窄、牙齿容易“龅牙”，脸型可能变长，下巴可能后缩，显得脖子短，侧面看像“小鸟嘴”。

伴随其他问题，比如鼻炎、扁桃体肥大，鼻子堵得更严重，张嘴呼吸更频繁。

● 这些变化能恢复吗

3岁前发现并及时治疗（手术或纠正呼吸习惯），颌骨发育还未定型，调整后脸型可能恢复正常。

超过7岁且已形成明显腺样体面容，需要正畸治疗（如戴牙套）辅助改善，但完全恢复较难。

家长怎么做

· 早发现早干预

孩子睡觉总张嘴、打呼噜超过1个月，尽快查腺样体。

· 改掉口呼吸习惯

用医用胶带轻轻贴住嘴巴（仅限医生建议下）、做闭口鼓气练习。

· 治疗原发病

控制鼻炎，腺样体肥大严重的切除肥大腺样体，孩子自然用鼻呼吸。

◎ 腺样体肥大除了可能“变丑”以外，还有什么危害呢

呼吸和睡眠问题

· 睡觉打呼、憋气

像大人打鼾一样响，严重时会突然憋住气，憋醒后哭闹。

· 白天犯困、多动

晚上睡不好，白天上课注意力不集中，甚至脾气变暴躁。

耳朵遭殃

耳朵发炎、听力下降，腺样体堵住耳朵和鼻子连接的通道，耳朵里像塞了棉花，听不清声音。

影响智力和长个子

· 脑子缺氧变迟钝

长期睡不好，大脑供氧不足，记忆力下降，成绩下滑。

· 个子长不高

睡眠质量差会影响生长激素分泌，影响小孩的生长发育。

容易反复生病

动不动就感冒，鼻涕倒流刺激喉咙，反复咳嗽，还容易得鼻窦炎、气管炎。

◎ 腺样体肥大是否需要手术治疗

什么时候不用做手术

· 暂时性堵一点

小孩子腺样体本来就会随着长大变“胖”（生理性肥大），只要不影响呼吸、睡觉不打呼噜，一般自己会慢慢缩回去，不用管它。

· 轻度堵但能治好

如果只是睡觉偶尔打呼噜、流鼻涕，可以试试吃药（比如喷鼻子药）、忌口过敏食物，配合中医推拿、熏药，坚持1~2个月大多能好转。

什么时候要考虑手术

· 堵得太厉害

堵住超过80%~90%，睡觉憋气、呼吸暂停，长期用嘴呼吸会变“腺样体面容”（龅牙、下巴后缩）。反复引发中耳炎、鼻窦炎，听力下降或鼻炎老不好。

· 保守治疗没用

吃药喷药几个月还是打呼严重，甚至影响长个子、白天总犯困，这时候手术能快速解决问题。

◎ 腺样体肥大切除后是否会复发

大部分不复发

· 切干净就没事

如果手术彻底切除了肥大的腺样体，一般不会复发。但腺样体像“海绵”一样藏在鼻咽部，医生很难100%切干净，残留的小部分可能再次增生。

· 复发概率低

多数孩子术后呼吸顺畅，打呼噜、张嘴呼吸明显改善，只有少数人会复发。尤其是4岁以下孩子，免疫力弱，复发风险稍高。

什么情况容易复发

1. 反复感冒、鼻炎、鼻窦炎，鼻涕倒流刺激伤口，残留腺样体被“催肥”。

2. 过敏体质孩子反复接触尘螨、花粉等过敏原，容易引发鼻咽部反复炎症，导致复发。

3. 家里有人抽烟、空气污染重，刺激鼻咽部。

怎么降低复发风险

· 重点防鼻炎

过敏体质孩子要尽量避开过敏原，必要时喷抗过敏药。

· 增强免疫力

多户外活动，少吃冰激凌、油炸等刺激性食物，平时尽量减少感冒次数。

· 定期复查

术后3个月、半年到医院检查鼻咽镜，发现问题早处理。

◎ 腺样体肥大有哪些保守治疗的方法

日常护理做到位

· 温盐水洗鼻子

每天用温盐水给孩子冲洗鼻腔，能冲走鼻涕和脏东西，鼻子通气了，腺样体受的刺激就少了。注意水温别太烫，选择37~40℃：接近体温的温度可减少对鼻腔黏膜的刺激，提高舒适度。

· 睡觉姿势有讲究

睡觉时把枕头垫高点（比如加个小毛巾，根据夜间呼吸状态动态调整高度，观察孩子睡眠质量变化），或者让孩子侧着睡，能减少打呼噜和憋气。

· 家里环境要干净

定期洗床单、晒被子，使用除螨仪；尽量避免接触二手烟；空调滤网别忘记清理；尽量避免在花粉浓度高的时段（如清晨、干燥大风天气）外出，雨后或阴天外出更适宜（此时空气中花粉含量较低），在春夏、夏秋交替之际，可以佩戴口罩，可有效减轻过敏症状。

药物缓解症状

喷鼻子药最常用，能快速减轻鼻子里的肿胀，让孩子呼吸顺畅，但务必严格遵医嘱使用，部分鼻喷药使用时间过长可能导致鼻黏膜损伤、药物依赖或反跳性鼻塞。

过敏娃要配合抗过敏药。

饮食调理别乱吃

· 忌口这些食物

牛奶、蛋糕、炸鸡等容易过敏或生痰的食物，最好查过敏原后对症治疗。冰激凌等冷饮千万别碰，容易生痰湿，使鼻子更堵。

· 多吃这些有帮助

积食时可煮山楂，能帮助消化、改善积食。

平时适量吃橙子、柚子、柠檬、草莓、西红柿、西兰花等富含维生素C的食物。

也可以适量吃胡萝卜、菠菜、芦笋等富含维生素A及β-胡萝卜素的食物。

中医辅助有妙招

推拿按摩试试看

每天给孩子按揉迎香穴、印堂穴，每次3~5分钟，能缓解鼻塞。

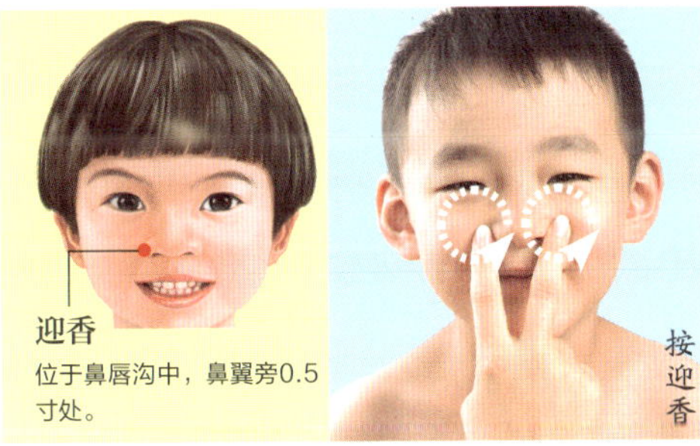

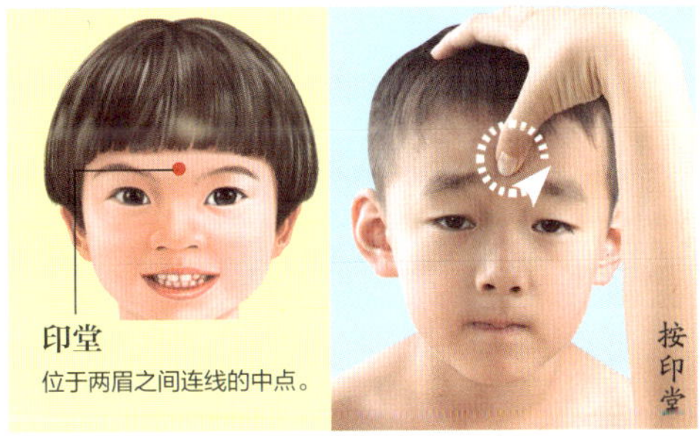

中药熏鼻

用辛夷10克、苍耳子6克、白芷10克、薄荷6克（煮沸后再下薄荷），加水煮沸后转小火，用蒸汽熏鼻10分钟，每日1次，一周左右可缓解鼻塞、流涕的症状。

中药调理

中医认为腺样体肥大主要分为四种型——肺经郁热、脾虚痰湿、肾阳不足和气滞血瘀，通过专业医生辨证后，可通过中药内服调理改善腺样体肥大。

保守治疗至少要坚持1~3个月才有效果！如果试了2个月还是打呼严重、睡觉憋气，要及时找医生调整方案。

（骆梦婕，翟松会，邓辉）

第二节 脾胃病症

厌食

进食困难户，喂养之路挑战多

◎ 为什么孩子总说“不饿”——认识小儿厌食

据调查数据显示，我国3~6岁儿童中约40%存在不同程度的厌食问题。

长期食欲减退、食量减少持续2个月以上，排除器质性疾病（如消化系统疾病、缺锌、贫血等）后的功能性病症称为“厌食”。需注意与“阶段性食欲波动”区分：正常儿童可能因气候炎热、零食过多或情绪变化出现短暂食欲下降，但随诱因去除可恢复，而厌食症患儿则表现为持续性、顽固性拒食。

中医认为：“小儿厌食者，多由脾胃不和，受纳运化失职所致。”核心病机在于脾胃功能失调——脾主运化，胃主受纳，二者协调方能“知饥欲食，食而能化”。小儿具有“脾常不足”的生理特点（出自《幼幼集成》），脾胃发育尚未完善，运化能力较弱，若喂养不当、病后失调或情志影响，极易导致脾胃纳化失常，引发厌食。

◎ 藏在饭碗里的健康密码——中医解读厌食根源

● 脾胃虚弱：消化系统的“小机器”罢工

中医认为脾胃是“后天之本”，脾胃就像身体的食品加工厂。婴幼儿的脾胃系统就像新买的电器，功能尚未完善。过度喂养就像给机器超负荷运转，冷饮零食如同给机器泼冷水，都会导致这个“加工厂”运转失常。频繁食用糖果、饼干、饮料等，甜味伤脾，也会扰乱正常脾胃升降，形成“渴而不欲饮，饥而不欲食”。

食疗方

山药莲子粥

山药30克、莲子20克、小米50克，煮粥食用，健脾益气。每周2~3次。

四神汤炖瘦肉

茯苓、芡实、莲子、山药各15克，炖瘦肉，每周2次，补虚而不腻。

积食内停：食物堵在“运输通道”

当孩子一次吃下两个鸡腿、半碗红烧肉，就像往传送带上倾倒过多货物。舌苔厚腻、口气酸臭、大便干结，都是身体在发出“交通堵塞”的信号。现代家庭过度追求高蛋白、高糖饮食，或过早添加油腻辅食，超出小儿脾胃运化能力，导致“食积伤脾”。如《素问·痹论》所言：“饮食自倍，肠胃乃伤。”

食疗方

山楂麦芽饮

焦山楂6克、炒麦芽9克，煮水代茶，消食化积（积滞消除后停服）。有症状时每天3次，每次25~40毫升。

鸡内金饼

鸡内金粉5克、面粉50克、少许白糖，烙饼食用，健脾消积。每天1次，持续1~3天。

情志失调：情绪也会影响食欲

家长强迫进食、饭桌上训斥孩子、入园、搬家等生活环境突变，都能导致“肝气郁结，横逆犯脾”，形成“情绪性厌食”。中医认为“肝主疏泄，助脾运化”，肝气不畅则脾胃升降失常，出现“吃饭时哭闹、恶心干呕、胸胁胀满”。

临床常见案例：刚上幼儿园的童童因分离焦虑导致食欲骤减。中医讲“肝气犯胃”，紧张、焦虑等情绪就像给消化系统按下了暂停键。

食疗方

佛手陈皮茶

佛手5克、陈皮3克，煮水代茶，理气疏肝。每天3次，每次25~40毫升。持续3~5天。

萝卜鲫鱼汤

白萝卜200克、鲫鱼1条，煮汤调味，理气化痰、调和肝脾。每周1~3次。

◎ 家庭调护六步走——中医智慧轻松学

第一步：重塑喂养节奏、避开六大喂养误区

建立“3+2”用餐模式：3次正餐（早7:30、午11:30、晚6:00）+2次点心（上午10:00、下午3:00）。

每餐控制在20~30分钟，避免追喂哄喂。

· 六大喂养误区

1. 追喂强迫症：当孩子说饱了，请相信他的感受。
2. 汤泡饭陷阱：看似好吞咽，实则加重消化负担。
3. 盲目补锌钙：微量元素补充需遵医嘱。
4. 零食当奖励：建立“正餐-点心”良性循环。
5. 重口味刺激：1~3岁每日盐摄入应＜2克。

第二步：手把手学推拿

简单有效的按摩手法

每日1次，餐后1小时进行。

补脾经：拇指桡侧由指尖向指根推200次左右。

顺时针摩腹：掌心贴肚脐，顺时针画圈3分钟。

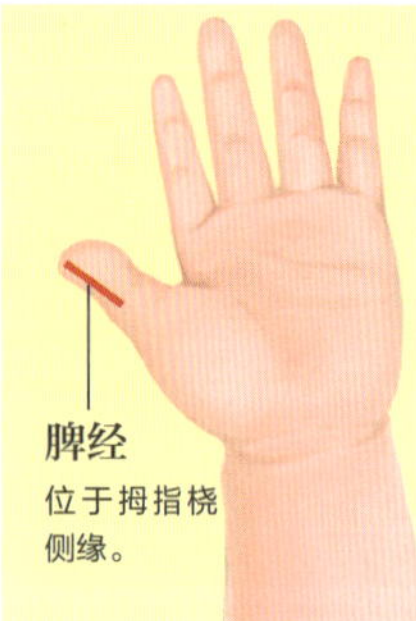

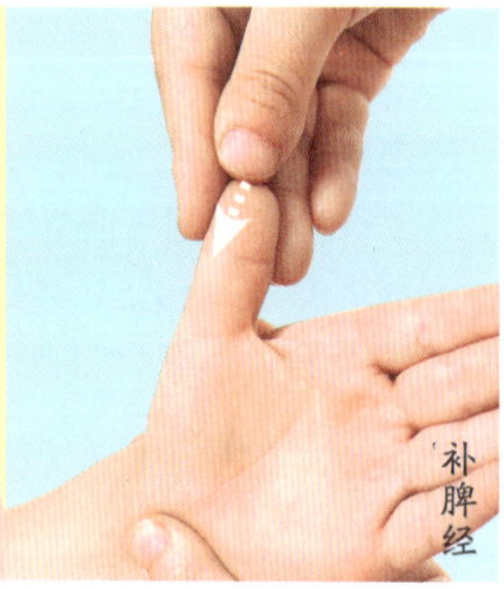

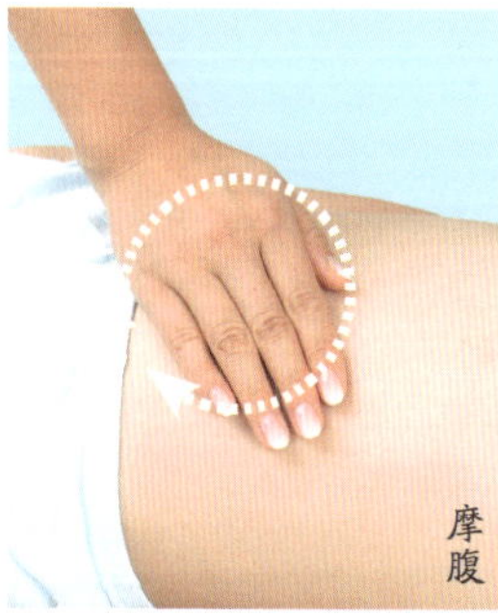

扫码观看
顺时针摩腹

揉足三里：按揉100次。

捏脊：两手沿着脊柱的两旁，用捏法把皮捏起来，边提捏，边向前推进，由尾骶部捏到枕项部，重复3-5遍。

扫码观看
捏脊

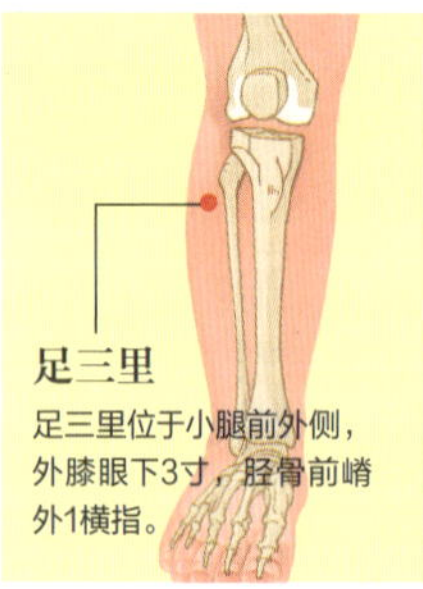

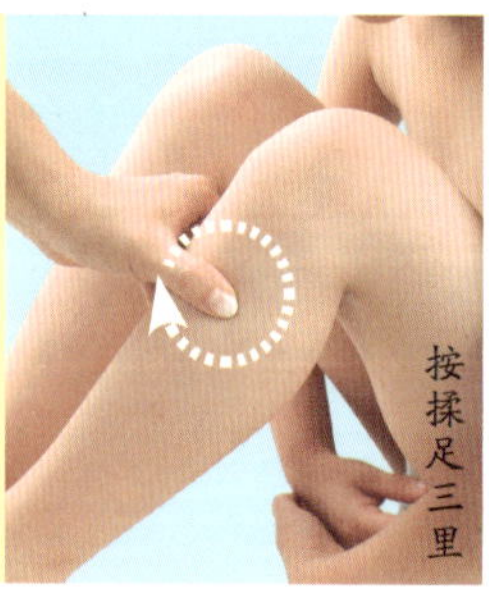

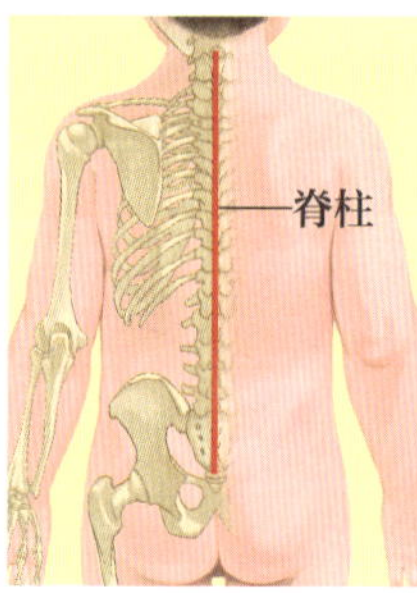

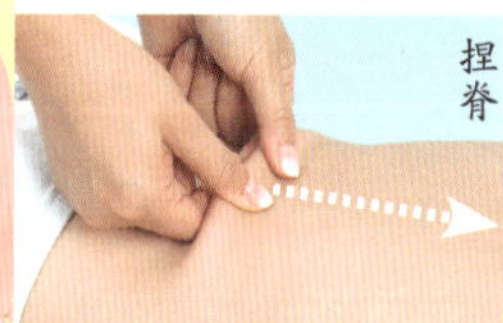

第三步：避开“伤脾陷阱”

忌过度寒凉：如冰饮、刺身、苦瓜等，尤其秋冬季节少食（胃阴不足型可适量吃梨、藕）。

忌油炸甜腻：炸鸡、糖果、奶油蛋糕等易生痰湿，阻碍脾胃运化。

忌饭前零食：两餐间间隔3~4小时，避免饼干、薯片等破坏饥饿感。

第四步：运动促消化

每天保证2小时户外活动；饭后散步10分钟，避免剧烈运动。

推荐游戏：少儿八段锦、老鹰抓小鸡（促进肠胃蠕动）。

第五步：情绪疏导

不强迫、不训斥：采用“饥饿疗法”（不追喂，下顿饭前不提供零食），让孩子感受“饥饿—进食—满足”的自然循环。

游戏化进餐：用卡通餐具、给食物起有趣名字（如“小熊饭团”“彩虹蔬菜”），增加进食兴趣。

减少压力源：避免在饭桌上讨论学习、批评孩子，让进餐时间成为亲子交流的温馨时刻。

第六步：建立观察记录表

每日《饮食日记》记录表

	周一	周二	周三	周四	周五	周六	周日
每日进食种类、数量							
大便性状及频率							
睡眠质量							
情绪变化							

每日进食种类：主食类、肉类、蔬菜类、水果类。

大便的性状及频率分为：成型、不成型、干结与否，频率单位为：次/天。

睡眠质量：好、一般、差。

情绪变化：当天精神状态（如：良好/烦躁/疲倦）。

具体使用方法

· 坚持每日记录

由家长或照料者实时记录，尽量准确（无需精确到克，估算即可，如“半碗米饭”“1小块肉”）。重点关注孩子抗拒的食物、爱吃的食物，以及进食后的异常反应（如吃完海鲜后起疹子）。

· 定期分析（每周 / 每月）

饮食结构：是否涵盖主食、蔬菜、肉蛋、水果？是否有长期挑食（如只吃肉类不吃蔬菜）？

消化情况：某类食物（如油炸食品、生冷水果）是否频繁导致腹胀、腹泻？

过敏线索：若反复出现皮疹、咳嗽，对照记录表排查是否与特定食物（如牛奶、芒果）相关。

· 针对性调整

若挑食导致营养不均衡：通过改变烹饪方式（如蔬菜切小丁做粥）、搭配孩子爱吃的食物（如用肉末拌蔬菜）逐步引导。

若某类食物引发消化问题：减少摄入频率或换成替代食物（如用酸奶替代牛奶，减轻乳糖不耐受）。

若怀疑食物过敏：带着记录表就医，辅助医生做过敏原检测。

◎ 这些情况要及时就医

当孩子出现以下症状，请立即就医：

1. 体重1个月内下降超过5%。
2. 伴随持续发热、呕吐。
3. 出现异食癖（吃土、墙皮等）。
4. 生长发育曲线持续下滑。

小儿厌食的本质是“脾胃受伤，食育缺失”。

家长需牢记：小儿脾胃如“幼芽嫩苗”，忌急功近利，宜耐心呵护。若能遵循中医“健脾贵在运，不在补”的智慧，以“调和气机、恢复运化”为目标，多数厌食患儿可在3~6个月内逐渐改善。当孩子主动说出“妈妈，我饿了”，便是脾胃调和、健康成长的最佳信号。

（余切琳，翟松会，邓辉）

积食

积食是儿科常见消化问题，一年四季皆可发生，如何识别与调理积食？本文为您一一解答。

◎ 哪些表现可能提示孩子积食了

积食如同“消化道堵车”，当食物摄入超过脾胃运化能力时，就可能会出现以下表现：

食欲异常：孩子突然对食物没兴趣，吃不下食物，胃口不佳，或吃几口就喊“饱了”。

口气变化：孩子口中味道最近变得非常臭表现为口臭，常伴随酸腐味或食物发酵味，或饭后打嗝、嗳气。

大便异常：积食的孩子，大便酸臭、带食物残渣或者大便有腐败的臭鸡蛋的味道，积食日久生内热，大便干结如羊粪球。

腹胀腹痛：积食的孩子，饭后会肚子胀满、不消化，肚子咕咕作响，如同有气在窜，同时会不断排气放屁。或者喊肚子痛，而这种腹痛在泻后会轻松些。

舌象变化：舌苔变厚、变腻。舌体的中间部分，有硬币大的一块厚舌苔，或者整个舌头的舌苔变厚变腻，则要高度怀疑是否积食了。

面容变化：孩子的嘴唇这几天突然变得很红，像涂了口红，此时要怀疑孩子是否积食化热了；下眼睑发青发紫，排除睡眠、外伤等问题，可能是积食日久的表现。

睡眠不安：夜间睡不安稳，积食的孩子，晚上睡觉爱翻来滚去，身体扭来扭去，比较小的孩子，在睡觉的时候还会哭闹，这就是中医所讲的“胃不和则卧不安”。

这些表现，并不一定同时出现，任何一条都是给家长释放的积食信号。

◎ 孩子吃少点就不积食了吗

● 不是所有孩子少吃点就不积食了

孩子进食量减少可以一定程度上降低积食的风险，但这并不适用于所有孩子。积食的核心原因不单是“量多”，而是脾胃运化功能失调。有的孩子先天脾胃功能差（如早产儿）或病后体虚，即使吃得不多，也会积食。有的孩子脾胃功能正常，但饮食结构不合理，蛋白质（如肉类、奶类）或碳水化合物（如米饭、面食）过量，蔬菜水果不足，也易导致积食。还有一类孩子喜欢边吃边玩、或者狼吞虎咽，导致食物咀嚼不充分，加重了脾胃负担也会积食。

● 长期少吃的危害

用少吃来避免孩子积食不是最理想的方法，长期少吃还有一定危害。一方面，孩子生长发育，需要充足的营养来支持其健康成长。如果让孩子长时间少吃，可能会导致营养不良，影响孩子的正常发育。另一方面，孩子脾胃功能的发育也需要通过适量的食物摄入来促进。如果让孩子长时间少吃，可能会导致脾胃功能发育不良，更容易出现积食的情况。

◎ 孩子睡前能不能加餐

孩子睡前是否可以加餐，主要取决于孩子是否真的需要以及身体能否消化。

● 可以睡前加餐的情况

· 孩子晚餐吃得早（超过3~4小时）

比如下午5点吃晚餐，孩子晚上8点睡觉前明显饿了，可少量补充。

· 孩子白天运动量大、消耗多

如果孩子白天活动多（如游泳、跑步），夜间可能饿得快，可给易消化的食物。

· 孩子处于生长发育快速期

处于快速生长期（如婴儿期、3~6岁、青春期前）的孩子，由于新陈代谢旺盛、骨骼肌肉发育需要大量营养，容易感到饥饿，可适当加餐。

· 睡前明显喊饿

孩子主动说"饿"，且没有积食表现（如舌苔厚、口臭、便秘），可适当加餐。

· 婴幼儿按需喂养

1岁内的宝宝如果夜间容易饿醒，可在睡前30~60分钟喂奶（避免奶睡）。

● 不建议睡前加餐的情况

· 孩子晚餐吃得晚或吃得很饱

睡前1~2小时内刚吃完晚餐，孩子没有明显饥饿感。胃排空需要时间，睡前加餐可能导致腹胀、反酸。

· 容易积食的孩子

长期反复积食孩子，脾胃运化能力弱，夜间消化效率更低，加餐易加重积食。

· 睡眠不好孩子

消化活动可能干扰深度睡眠，或未消化食物引发不适。

· 超重或肥胖倾向的孩子

体重增长过快，BMI超过正常范围的孩子。夜间代谢慢，多余热量易转化为脂肪堆积。

● 睡前加餐注意要点

· 选择易消化、低糖低脂的食物

如果孩子确实需要睡前加餐，建议选择易消化、低糖低脂的食物（如温牛奶、无糖酸奶、小米粥、燕麦粥、蒸苹果、香蕉等），避免选择高脂高糖（如蛋糕、巧克力、薯片、鸡块、碳酸饮料等），这些食物易增加肠胃负担和影响睡眠。

· 最佳食用时间及分量

建议睡前1~2小时吃完，避免躺下时未消化，量要少，以不让孩子感到饱胀为宜（如小半碗粥、100~150毫升牛奶），加餐后漱口或刷牙，防止龋齿。

◎ 积食导致的便秘，能否长期依赖益生菌或通便药物

● 益生菌能短期辅助，但不能根治积食便秘

益生菌有助于改善肠道的消化和蠕动功能，缓解便秘症状，但长期使用益生菌可能会导致肠道自身的菌群平衡调节机制受到影响。积食便秘的核心原因是饮食过量或不当引起脾胃运化失调，食积中焦郁而化热津液耗伤而致肠燥便秘。单纯依靠益生菌可能无法彻底解决问题，服用2~4周，症状缓解后可逐步停用。

● 通便药物应急用，长期使用有危害

通便药物通过软化大便、增加水分、润滑肠道、刺激肠道快速蠕动来排便，长期依赖通便药会使肠道自主蠕动能力下降，直肠敏感性降低，排便反射减弱。

腹泻型泻药导致食物过快排出，营养无法充分吸收，导致生长发育迟缓、免疫力下降。通便药物仅限短期应急（如3天未排便，临时用1次乳果糖或开塞露）。

避免长期使用（便秘＞1周需就医调整方案）。

◎ 孩子食欲突然没食欲，一定是积食吗

发现孩子突然没有胃口拒绝吃饭，家长需先区分是偏好性拒食（心理/行为问题），还是生理性拒食（身体不适，如积食）。

● 偏好性拒食表现

对某些食物挑剔（如只吃白米饭不吃菜）；进食慢、玩食物，但精神好、排便正常；看到新食物直接推开，但给喜欢的零食会吃；舌苔正常、无口臭、无腹胀。

处理方法：通过食物分级引入法，首先让孩子接受食物存在，将抗拒食物（如胡萝卜）作为摆盘装饰，不要求食用；逐渐尝试微量接触，如制作"彩虹食物塔"：每层含一点点抗拒食物+喜爱食物（如牛肉末混1粒豌豆）；然后完成小剂量进食，使用"三口原则"：每餐只要求尝3小口新食物，成功后奖励孩子喜欢物品（如贴纸、玩偶）；最后自主选择摄入，提供"混搭自由选"：如蛋炒饭中自选添加玉米粒或西蓝花（需包含1种新食材）。

● 生理性拒食表现

看到食物皱眉、嗳气、真实抗拒；舌苔厚腻、口臭或有手心发热；前日晚餐进食时间可能晚于平时或食用过量高蛋白、油腻食物；当日未排便或大便干硬或酸臭。

出现以下任一情况，需及时医院就诊：拒食超过24小时且连流质（水、奶）也不接受、伴随呕吐、腹泻、高热（＞38.5℃）、精神差、尿量减少（警惕脱水）。

◎ 积食引起的发热和感冒发热有什么区别

要判断孩子的发热等症状是否是由于积食引起的，可以参考以下几个特征：

● 观察孩子的症状

积食引起的发热常伴有口臭、腹痛、腹胀、厌食、恶心、呕吐等症状。孩子可能在排便时发现大便带有腐臭味，舌苔厚腻。感冒引起的发热长伴随流涕、咳嗽、咽痛等症状。

● 注意体温变化

积食引起的发热体温多保持在38℃左右，较少超过39℃，且容易在下午或晚上升高。孩子的手脚心和肚子部位可能会感觉发热。感冒引起的发热可低热或高热，且全天不定时，或伴畏寒或寒战。

● 分析孩子的饮食和状态

孩子积食发热常有饮食不当史，如暴饮暴食或摄入过多油腻难消化的食物，导致食物积滞在胃肠道内郁而化热，孩子有厌食、拒食表现。感冒引起的发热食欲可能减退但不拒食。

● 发热持续时间

积食引起的发热通常48小时内可通过饮食调整或排便后缓解，病程较短。而感冒引起的发热，病程一般是3~5天。

需立即就医的情况：积食发热＞39℃或持续3天不退，出现精神萎靡、拒水、抽搐、呼吸急促等症状。

◎ 家庭调理

厨房变药房——会做饭就会调理的魔法食谱

急性期（症状明显时）

宜食：清淡易消化的食物，如米油（米汤上层稠汁）、南瓜粥、山药小米粥等易消化食物。

忌食：肉类、油炸食品、生冷水果，甜腻糕点。

恢复期（症状减轻后）

宜食：萝卜排骨汤（去油）、蒸苹果、茯苓山药糊等健脾食物。

注意事项

少量多餐，每餐七分饱，定时定量、避免暴饮暴食，避免睡前1~2小时内加餐。

中药茶饮调理

可选用健脾消食、理气化滞类的中药，煮水代茶饮，帮助缓解症状。

三仙消食茶

成分：焦山楂12克（消肉食积滞）、炒麦芽6克（消米面乳食）、炒神曲6克（消食和胃）、陈皮6克（理气健脾）。

适用：食欲减退、腹胀、口臭，适合短期积食（3天以内）。

做法：药材加水300毫升，煮沸后小火煎10分钟，滤渣取汁。

茯苓鸡内金健脾茶

成分：茯苓9克（健脾利湿）、鸡内金6克（消积化滞）、炒谷芽6克（助消化）、红枣3枚（调和脾胃，增加甜味）。

适用：长期脾虚积食（反复发作）、大便稀溏、舌苔白腻。

做法：红枣去核切片，与其他药材沸水冲泡焖15分钟，代茶饮用。

莱菔子通滞茶

成分：炒莱菔子9克（消积通便）、炒薏苡仁6克（健脾祛湿）、甘草3克（调和药性）。

适用：积食伴便秘、腹胀明显、排便困难。

做法：莱菔子捣碎后与其他药材同煮15分钟，取汁饮用。

注意事项：

剂量调整：3岁以下用量减半，建议首次少量试服观察反应。

禁忌：积食伴发热或明显炎症（如扁桃体红肿）需就医，不宜单用茶饮。对成分过敏者禁用。

服用时机

饭后1小时饮用，每日不超过2次，连续3天未缓解需停用并就医。

小儿推拿

顺时针摩腹：手掌按在腹部，围绕肚脐以其至剑突三分之二为半径带动皮下组织揉腹，顺时针轻柔打圈按摩，每次3~5分钟，每日2次。可以促进肠道蠕动，缓解腹胀。

扫码观看
顺时针摩腹

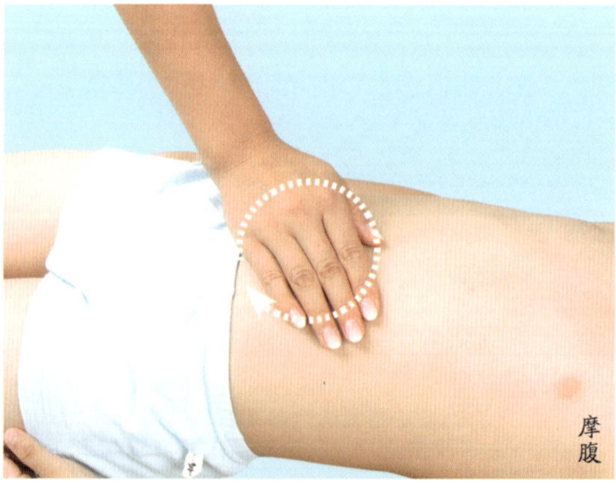

捏脊：让孩子俯卧，背部放松。家长双手拇指指腹与食指、中指指腹相对（或拇指指腹与屈曲的食指中节桡侧相对），捏起脊柱旁皮肤，从下向上（尾椎→颈椎）边捏边提边捻动，连续操作3~5遍。最后1~2遍时，每捏3下将皮肤向上提一下（“捏三提一”）。可调和阴阳，疏通经络，理气血，和脏腑，培元气，强身健体，提高免疫力。

清大肠经：从孩子食指外侧（靠近拇指一侧）从指根推向指尖，每次100~200下，每日2次。可通便导滞，缓解便秘。

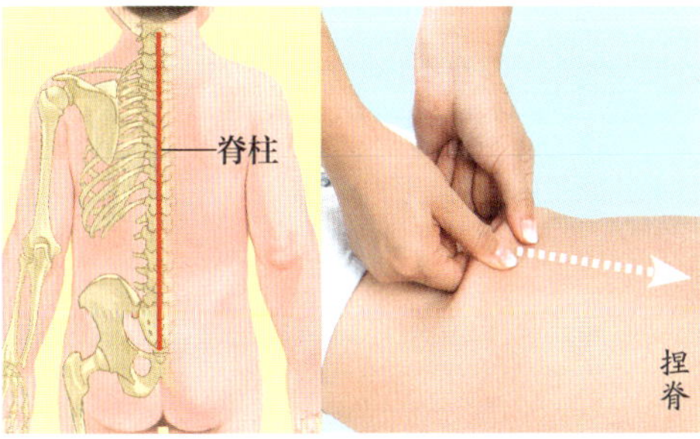

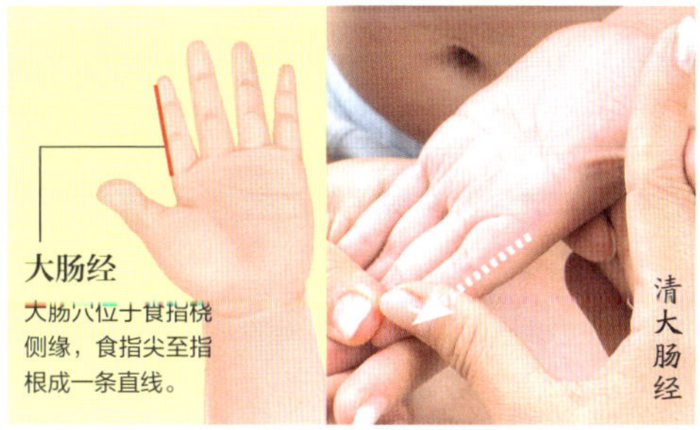

扫码观看
捏脊

建议：日常家庭护理选用摩腹法即可，发现有积食症状后，三个推拿手法可联合使用，但注意不要在孩子过饱或过饥的状态下进行推拿。

中成药推荐

保和丸

适用症状：腹胀、口臭、大便酸臭。

用法：3岁以下1/4丸，3岁以上1/2丸，温水化服，每日2次。注意：保和丸有大蜜丸、水丸、小蜜丸等多种剂型，此处为大蜜丸推荐用药。

小儿消积止咳口服液

适用症状：积滞伴咳嗽、痰多。

用法：按说明书剂量服用，一般每次5毫升，每日3次。

醒脾养儿颗粒

适用症状：脾胃虚弱型积滞（食欲差、面黄瘦弱）。

用法：1~2岁1袋/次，3岁以上2袋/次，每日2次。

四磨汤口服液

适用症状：腹胀、腹痛、啼哭不安、厌食纳差、腹泻或便秘。

用法：新生儿3~5毫升，1日3次，疗程2日；幼儿10毫升，1日3次。

注意：中成药需在医师指导下使用，连续服用不超过3天，若无效需及时就医。

（罗婕，翟松会，邓辉）

疳病

孩子面黄肌瘦长不好怎么办

孩子面黄肌瘦、生长发育迟缓，中医称为“疳病”，是小儿常见慢性营养障碍性疾病。

疳病的症状表现：孩子瘦小、脸色发黄、头发干枯、食欲差、肚子大但四肢细、易烦躁或精神不振，可能伴随腹泻或便秘。

◎ 疳病的常见原因

● 喂养不当

过早添加辅食、过度喂养（如频繁喂高蛋白食物）。

长期吃生冷、油腻、零食（损伤脾胃）。

● 病后失调

反复感冒、腹泻后未合理调养，脾胃功能减弱。

● 先天不足

早产儿、低体重儿脾胃虚弱，消化吸收差。

◎ 疳病的危害

● 生长发育受阻

体格发育迟缓，体重不增或下降、身高增长缓慢，严重者可出现消瘦、皮下脂肪消失（如“皮包骨”）。

器官发育受损：长期营养不良可能影响脑、心脏、肝脏等重要器官的发育，甚至导致不可逆的损伤。

● 免疫功能下降

易反复感染（如肺炎、腹泻、口腔溃疡等），且病情迁延难愈。

疫苗接种效果可能降低，增加传染病的风险。

● 消化系统损害

肠道黏膜萎缩，消化酶分泌减少，加重消化不良、腹胀、腹泻或便秘。

可能引发继发性乳糖不耐受或食物过敏。

● 智力与认知障碍

大脑发育关键期营养不足可能导致注意力不集中、学习能力低下、智力发育迟缓。

严重者可出现表情淡漠、反应迟钝（中医称为“疳极”或“干疳”）。

● 并发症风险

贫血：铁、叶酸、维生素B_{12}缺乏，导致面色苍白、乏力。

维生素缺乏症：如维生素A缺乏（夜盲症、角膜软化）、维生素D缺乏（佝偻病）。

电解质紊乱：低钾、低钠等，可能引发心律失常、脱水。

水肿型营养不良（恶性营养不良）：蛋白质严重缺乏导致全身水肿、肝大（中医称“疳肿胀”）。

● 心理行为问题

长期体弱多病可能导致儿童性格孤僻、情绪不稳定或焦虑。

◎ 疳病的分段及调理方案

除了采用西医药物治疗，还可选择中医药和居家调理方案。

● **疳病初期（疳气阶段）**

特点：食欲减退、面色萎黄、体重增长缓慢、精神状态尚可、腹部稍胀、大便不调、舌苔薄腻。

调理重点：健脾和胃，消食导滞。

饮食调理

每日5~6餐少量多餐，以米油、米糊等流质为主。

推荐食疗

山药小米粥、茯苓莲子粥。

南瓜小米糊。

胡萝卜苹果泥。

严格忌口

生冷、油腻、甜腻食物。

外治法

穴位贴敷：用神曲、麦芽研末贴脐部，消积导滞。

艾灸：温和灸足三里、中脘穴。

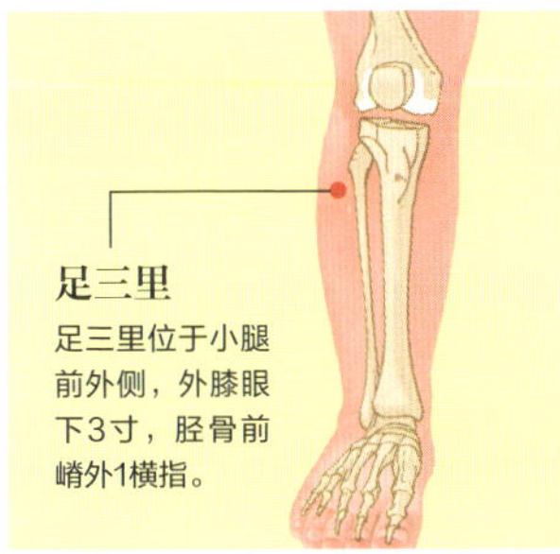

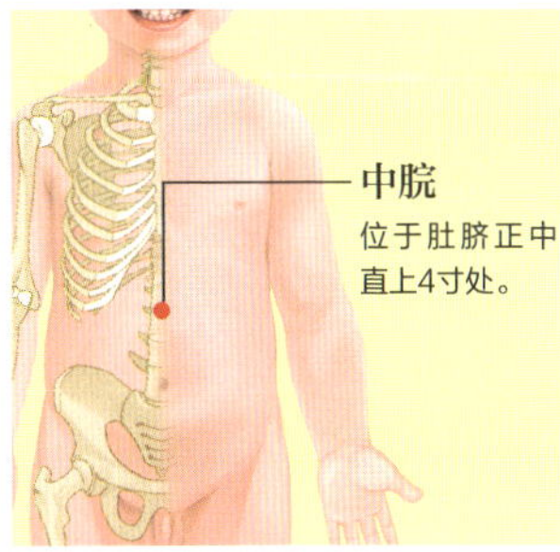

推拿疗法

捏脊：每日晨起或睡前从尾椎至大椎提捏，每次5~7遍，刺激督脉和膀胱经，增强脾胃功能，调和气血。

补脾经：拇指桡侧由指尖向指根推300次左右。

顺时针摩腹：顺时针按摩腹部5分钟。

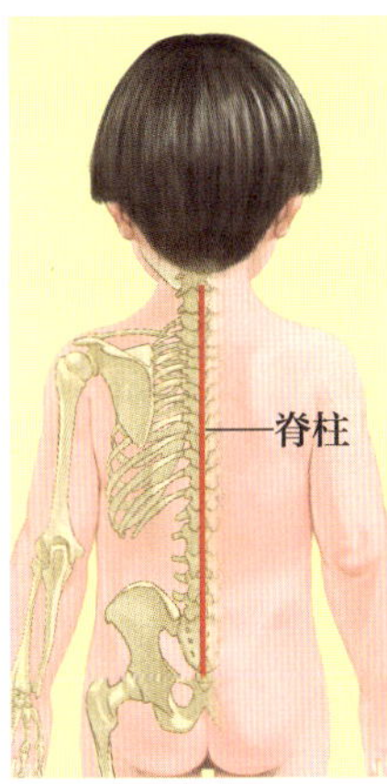

扫码观看
捏脊

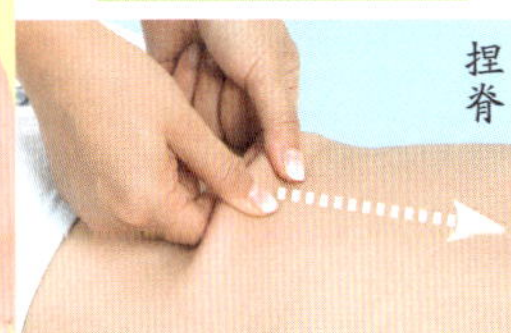

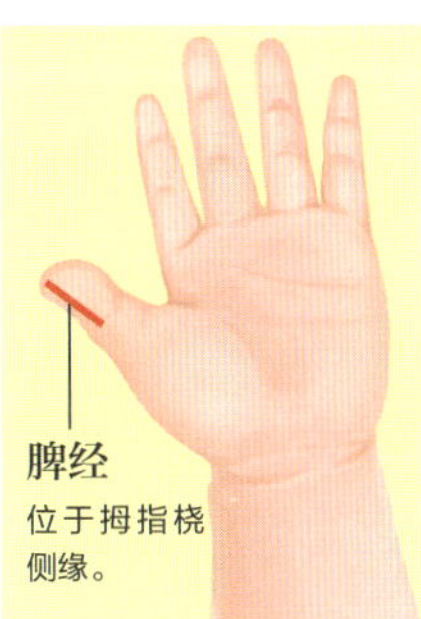

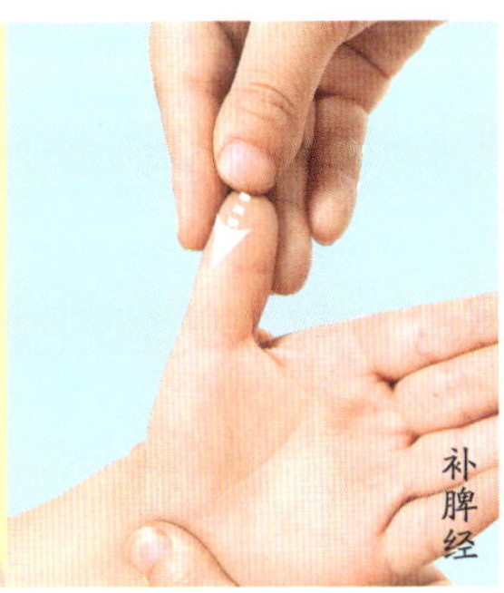

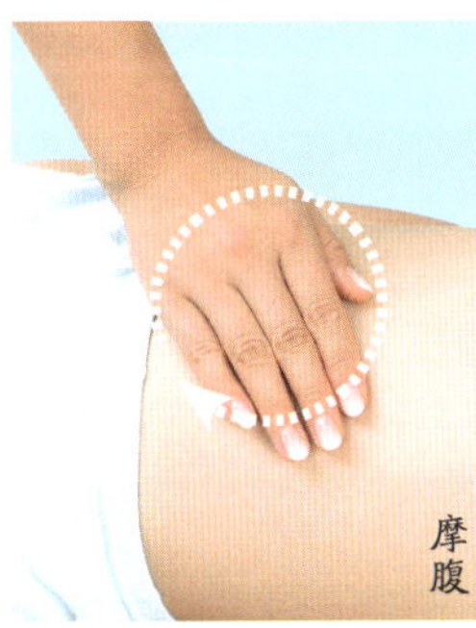

扫码观看
顺时针摩腹

中药调理

基础方: 太子参6克+茯苓6克+炒白术6克 +陈皮3克（每日一剂，水煎100~150毫升，每次30~50毫升，分早中晚三次餐后30分钟温服，建议医师指导服药周期）。

中成药: 婴儿健脾散（1岁以下）、小儿健脾丸（1岁以上）。

疳病中期（疳积阶段）

特点: 明显消瘦、腹胀如鼓、烦躁易怒、头发稀疏枯黄、生长发育迟缓、食少易饥或嗜异食、大便或干或溏、舌淡苔腻。

调理重点: 消积健脾，和中清热。

饮食调理

增加蛋白质

蒸蛋羹、鱼肉泥。

推荐食疗

鸡内金蒸蛋、山楂麦芽水（炒麦芽10克、山楂5克煎水服）或山楂瘦肉汤。

严格忌口

油炸食品、冷饮。

外治法

刺四缝: 专业医师操作，消毒后刺食指至小指四缝穴，挤出少量黄白色黏液或血液，每周1次，消积导滞效果显著，尤其适用于伴有蛔虫或积滞的患儿。

穴位敷贴: 用党参、白术、茯苓贴足三里（健脾），或用炒神曲、炒麦芽贴脐部（消积），隔日1次。

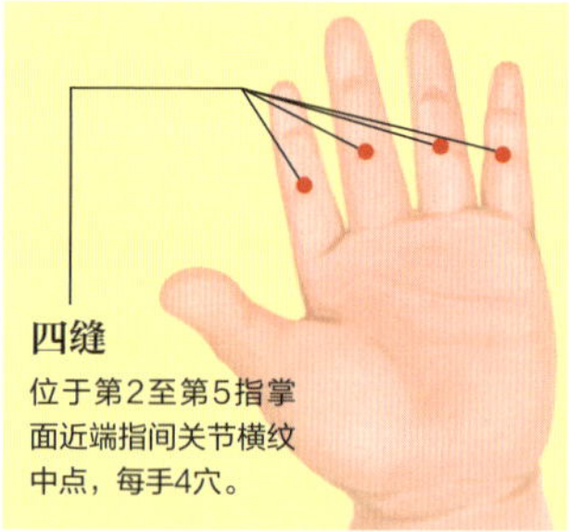

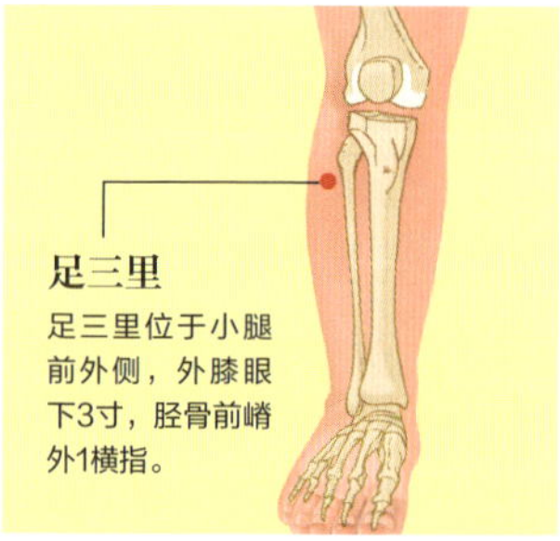

推拿疗法

补脾经: 拇指桡侧由指尖向指根推300次左右。

摩腹: 顺时针按摩腹部5分钟。

捏脊: 每日晨起或睡前从尾椎至大椎提捏，每次5~7遍，刺激督脉和膀胱经，增强脾胃功能，调和气血。

中药调理

消积方: 焦三仙各6克+陈皮3克（每日1剂，水煎100~150毫升，每次30~50毫升，分早中晚三次餐后30分钟温服，建议医师指导服药周期）。

健脾方: 党参6克+白术6克+茯苓6克（每日1剂，水煎100~150毫升，每次30~50毫升，分早中晚三次餐后30分钟温服，建议医师指导服药周期）。

疳病后期（干疳阶段）

特点：极度消瘦、精神萎靡、皮肤干瘪起皱、哭声微弱、毛发干枯、腹凹如舟、大便溏稀、舌淡少苔。需立即就医。

调理重点：气血双补。

饮食调理

遵循“循序渐进”原则。

严重干疳期

先从易消化的流食开始，如小米油、山药糊、蔬菜汤，少量多餐（每日5~6次），避免油腻、高蛋白食物加重胃肠负担。

疳积改善后

逐步添加蛋黄泥、鱼肉泥、蒸蛋羹等优质蛋白，以及碎菜、烂面条，保证热量（每日50~70千卡/千克）和蛋白质（每日2~3克/千克）摄入。

恢复期

参考同龄儿童饮食，增加瘦肉、动物肝脏（补铁）、新鲜蔬果（补维生素），可每周1~2次猪肝粥、红枣炖瘦肉。太子参瘦肉汤调理脾胃，红枣炖瘦肉、猪肝粥（补气血，需少量多餐）。

中药调理

益气救阴方：人参3克+麦冬6克（每日一剂，水煎100~150毫升，每次30~50毫升，分早中晚三次餐后30分钟温服）。

艾灸：关元、足三里。

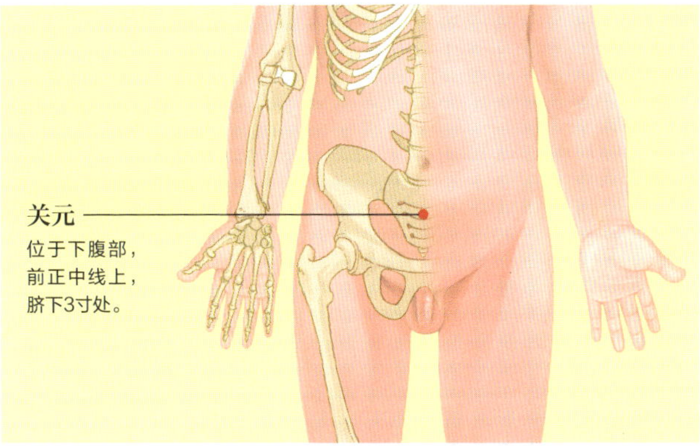

推拿疗法

补脾经：拇指桡侧由指尖向指根推300次左右。

摩腹：顺时针按摩腹部5分钟。

捏脊：每日晨起或睡前从尾椎至大椎提捏，每次5~7遍，刺激督脉和膀胱经，增强脾胃功能，调和气血。

外治法

穴位贴敷：用吴茱萸研末贴脐部，温中散寒等。

◎ 生活护理与行为干预

保证充足睡眠：睡前2小时不进食，夜间睡眠10~12小时，白天小睡2~3次，生长激素多在深睡时分泌，促进生长。

适当户外活动：每天保证2小时户外活动，晒太阳30分钟（促进维生素D合成），做简单运动（如爬行、散步），增强体质，但避免过度疲劳。

纠正不良习惯：如挑食、吃零食、边玩边吃等，餐前1小时不进食任何零食，建立规律进餐时间（每日3餐+2次加餐），每餐控制在30分钟内，营造安静的进食环境，培养自主进食能力，避免追喂。

心理安抚：避免打骂或强迫进食，多陪伴玩耍，缓解紧张情绪，因情绪压抑会进一步抑制食欲。

◎ 就医指征

出现以下情况需及时就诊：

1. 连续3个月体重不增或下降。
2. 身高增长每年不足5厘米。
3. 伴有反复感染、腹泻等症状。
4. 出现水肿、皮肤干燥等严重营养不良表现。

◎ 疳病各阶段注意事项

治疗周期：疳病调理需1~3个月甚至更长，需耐心坚持，不可急于求成。

避免误区：忌盲目用“补品”（如人参、燕窝），可能加重积滞；疳积期需先消积，再逐步健脾，避免闭门留寇。忌自行用驱虫药（如宝塔糖），需先确诊蛔虫感染（查大便虫卵）后再用药。

监测指标：每周称体重、每月量身高、定期检查血常规。

温馨提示

疳病治疗周期较长，需家长耐心配合，建议在专业医师指导下进行。疳病初期调理1~2个月可见改善；中期需要3~6个月系统调理；后期需住院治疗。调理期间要定期复诊，根据恢复情况调整方案。只要坚持科学调理，大多数孩子的生长发育都能逐步赶上正常水平。

（匡红梅，翟松会，邓辉）

呕吐

小儿呕吐需重视，分清原因好应对

呕吐是婴幼儿常见症状，但背后可能藏着不同“警报”，学会分辨才能科学应对。

◎ 呕吐的四大常见“元凶”

● **“吃多闹脾气”型**

突然呕吐1~2次，吐完活蹦乱跳，可能是吃太急/吃太多/饭后剧烈运动。就像装得太满的矿泉水瓶，晃一晃就溢出来了。

● **“细菌病毒偷袭”型（胃肠炎）**

呕吐伴发热、腹痛、腹泻，大便呈黏液或蛋花汤样等，考虑细菌或病毒性感染性胃肠炎。就像肠道启动“紧急排毒”模式，把坏东西往外赶。

● **“食物抗议”型**

呕吐+皮疹/嘴唇肿，可能是牛奶、海鲜等食物过敏。身体在喊：“这个食物我不接受！”

● **“危险警报”型**

呕吐物带黄绿色胆汁，警惕肠梗阻。

阵发性哭闹+果酱样血便，小心肠套叠。

喷射状呕吐+精神萎靡，注意脑炎/脑膜炎。

◎ 出现这些情况立即就医

6小时内呕吐超3次。

超过8小时无尿、哭时无泪（脱水征兆）。

呕吐物带血/咖啡渣样物。

伴随严重腹痛、抽搐、意识模糊。

头部受伤后呕吐。

◎ 家庭护理三要三不要

● **要做**

少量多次喂补液盐：5分钟喂1勺（5毫升），就像给干涸的土地细雨滋润。

呕吐后禁食1~2小时：给肠胃“放假”休息。

恢复期吃米汤/馒头：遵循“淀粉→蛋白质→脂肪”顺序。

● **不要做**

强行喂食：“再吃一口”可能引发新一轮呕吐。

喝碳酸饮料：气体刺激可能加重呕吐。

擅自用止吐药：可能掩盖病情。

◎ 就医前做好这些记录

呕吐次数/时间：像“上午9点吐了2次”。

呕吐物性状：“像酸奶渣”、“有血丝”。

伴随症状：是否发热/腹泻/皮疹。

可疑诱因：是否吃过新食物/头部磕碰。

记住：呕吐是身体的保护机制，家长要做的是——不焦虑、会观察、懂护理、知轻重。当不确定时，及时咨询专业医生永远是最明智的选择！

温馨提示

家中常备口服补液盐Ⅲ，关键时刻比喝糖盐水更科学！

（高畅，翟松会，邓辉）

便秘

千呼万唤“屎”难出？宝宝便秘别疏忽

对于便秘的宝宝，爸爸妈妈每天最关心的问题就是今天“拉粑粑”了吗？宝宝便秘，宝宝难受，爸爸妈妈也很困扰，宝宝怎样算便秘呢？宝宝为什么会便秘呢？宝宝便秘了爸爸妈妈可以做些什么呢？长期便秘会有什么危害吗？带着这些家长们关心的问题，我们一起来了解一下宝宝便秘吧。

宝宝便秘是指排便次数减少（每周≤2次）、大便干硬，甚至如羊粪球，且伴随排便困难或哭闹的现象。

◎ 宝宝怎样算便秘呢

	便秘	攒肚（母乳宝宝特有）	正常排便
排便频率	每周≤2次，或间隔≥3天未排便	可能连续数日不排便	每天数次（＜3次）至每数天（＜3天）一次不等
便便性状	干硬、块状、可能带血丝	金黄色、软便、无异味	金黄色或浅绿色、软便、适量
宝宝状态	哭闹、拒排、腹胀、食欲下降	精神好、无不适、体重正常增长	精神好、食欲佳、无明显腹胀

注意：排便频率不是最重要的判断标准，一定还要结合便便性状和宝宝状态哦！如果宝宝3天或者4天才排便，但是宝宝精神好，大便软，整体精神、食欲都好，那也不算便秘。

◎ 母乳宝宝如何判断是便秘还是攒肚

“攒肚”一般在宝宝满月后出现，“攒肚”是一种民间的说法，实际上它是指宝宝大便规律的改变。出现攒肚儿的宝宝多为母乳喂养，随着母乳喂养率的提高，宝宝2~3天或4~5天，有的甚至于15天不排大便也无痛苦表现，排便时仍为黄色软便，无硬结，这种现象称为攒肚。这是因为宝宝消化功能较好，对母乳充分地消化、吸收，每天产生的食物残渣很少，不足以刺激直肠产生排便反射，就出现了攒肚现象。“攒肚”宝宝无不适表现，食欲正常，腹部柔软，体重增长稳定。“攒肚”宝宝的腹部柔软，无硬块或胀气感，平时无需特殊处理，保持母乳喂养和日常护理，可轻柔顺时针按摩腹部促进肠道蠕动。添加辅食后（6个月左右），排便频率会逐渐规律。

而便秘宝宝会出现明显的排便困难，或者排便哭闹，平时易烦躁、哭闹、腹胀，甚至因排便困难而食欲下降、不欲进食，宝宝出现便秘了就要调整饮食结构，多饮水，服用益生菌，中医外治法等改善便秘症状了。

◎ 宝宝为什么会便秘

● 饮食问题

奶粉过浓或辅食不当：奶粉冲调过稠（超过比例冲调），辅食中米粉、土豆泥等“干硬”食物过多，蔬果摄入不足，导致膳食纤维摄入不足，从而导致便便干结难排。

水分不足：天气炎热、发热或饮水不足时，肠道水分被过度吸收，便便干硬如石块。

高蛋白、高脂肪饮食：过量摄入肉类、奶类等高蛋白食物，会使肠道菌群偏向分解蛋白质，导致大便呈碱性、干燥。

过早添加辅食（小于5月龄）或辅食选择不当：辅食引入过早或含过多不易消化的成分（如淀粉类食物），可能增加肠道负担，容易导致便秘。

饮食习惯突变：突然改变饮食结构（如断母乳转配方奶）可能导致肠道适应困难。

注意：添加辅食后尤其观察宝宝是否会有因为某种食物的摄入而导致的便秘，这可能是宝宝肠道不耐受该食物甚至是对该事物过敏的表现。

肠道发育不成熟

肠道蠕动慢：小宝宝肠道肌肉力量弱，蠕动效率低，便便容易堆积。

肠道菌群失衡：抗生素使用后，"好细菌"减少，消化能力下降，加重便秘，平时过度使用清洁剂（如奶瓶清洗），清洁剂残留，也会导致肠道菌群紊乱。

生活习惯影响

运动量少：长期躺卧或缺乏爬行、翻身等运动，肠道"懒得动"。

憋便习惯：因排便疼痛（如肛裂）产生恐惧，宝宝主动憋便，导致恶性循环。

疾病或药物因素

先天性疾病：如先天性巨结肠（部分肠段无法蠕动）、甲状腺功能减退，直接导致肠道"罢工"。

药物副作用：过量补钙、补铁或某些药物（如抗生素）干扰肠道正常功能。

其他因素

心理因素：紧张、焦虑情绪可能抑制肠道正常蠕动。

◎ 爸爸妈妈可以怎么做

饮食干预

增加纤维摄入

添加火龙果泥、猕猴桃泥、西梅泥等高纤维辅食（6月龄以上适用），每日膳食纤维推荐量5克以上，蔬菜尽量避免打泥，不要煮的太过软烂。

液体补充方案

6月龄以上宝宝，两餐之间尽量多喂白开水。

避雷食物清单：未熟香蕉（含鞣酸）、精制米面制品。

推拿疗法

顺时针摩腹：餐后1小时以上进行，将掌心搓热或涂抹少量抚触油，以肚脐为中心，用指腹或手掌根部顺时针画圈（肠道走向），动作缓慢轻柔，每次持续5~10分钟。

重点区域：左下腹（乙状结肠位置）可稍作停留按压，帮助推动粪便下行。

力度控制：按压深度0.5~1厘米，以宝宝不抗拒、腹部可自然凹陷为宜。

若按摩时宝宝腹部紧绷、哭闹加剧，可能提示腹痛或其他问题，需停止并咨询医生。若出现发热、呕吐、腹胀硬如鼓或出现血便时，禁止按摩，立即就医。

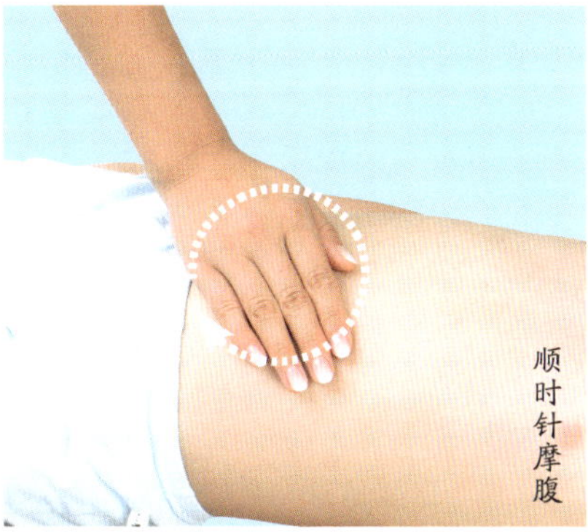

顺时针摩腹

揉下七节骨：宝宝俯卧，适当掀起宝宝上衣和脱下裤子，涂抹少量抚触油，用拇指鱼际处或食中并拢两指腹面接触穴位点，在七节骨区域内，沿向下方向推动。有一定的按压力，力量均衡柔和，速度为每分钟220~280次。一般推100~500次。

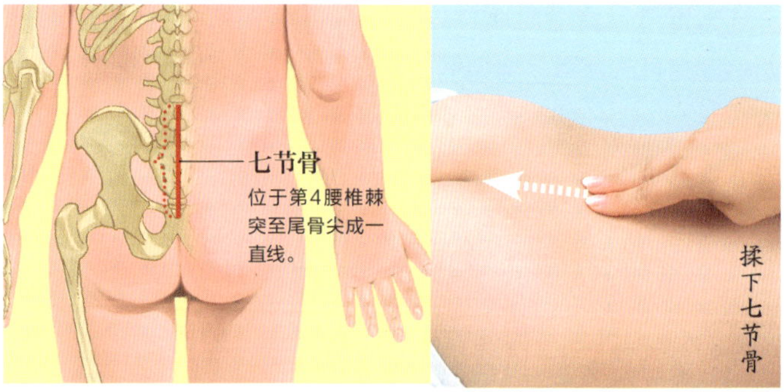

运动方案

小月龄：被动蹬腿运动（双腿交替向腹部按压）。

会爬行后：每日保证30分钟以上爬行/行走训练。

应急刺激法：

1.棉签蘸取橄榄油轻触肛门（不超过1厘米深度），动作轻柔。

2.温水（40℃左右）坐浴（水位不超过肚脐）放松肛门括约肌。

药物辅助使用

可以选择益生菌，顽固性便秘可以考虑乳果糖（在医生建议下使用）。

局部用药（仅做应急使用）：开塞露（1岁以下用半支）倾斜45度缓慢注入，保留5分钟。

注意事项及就医指征

禁用方法

1岁以下禁用蜂蜜水（肉毒杆菌中毒风险）。

肥皂条塞肛可能损伤黏膜，尽量避免使用。

就医信号

1. 新生儿48小时未排胎便。
2. 宝宝排便伴随呕吐、血便、腹胀如鼓。
3. 超过3天未排便且干预无效。

◎ 长期便秘会有什么危害

● 营养与生长发育障碍

影响食欲与营养不良：长期便秘导致腹胀、积食，从而减少进食欲望，阻碍营养吸收，宝宝可能出现体重下降、贫血等症状。

生长发育迟缓：因为进食减少，营养吸收不足直接影响身高、体重等发育指标，甚至导致骨骼和神经系统发育滞后。

免疫力下降：营养不良也会削弱免疫系统功能，增加宝宝生病的概率。

● 局部器官损伤

肛裂与出血：干硬粪便摩擦肛门黏膜，造成裂伤、出血，疼痛可能使宝宝抗拒排便，形成恶性循环。

痔疮风险：排便过度用力导致直肠静脉曲张，可能诱发痔核形成，表现为肛门肿胀、疼痛及便血，而痔疮的形成，也可能导致便秘的加重。

● 心理与行为异常

情绪及认知影响：腹胀、排便疼痛会导致宝宝产生焦虑情绪，平时容易烦躁、哭闹，长期如此可能影响宝宝的日常生活，容易出现玩耍时注意力不集中，睡眠质量下降等。

排便恐惧：反复排便困难易使宝宝对排便产生恐惧或排斥，加重便秘问题。

（骆梦婕，翟松会，邓辉）

泄泻

到底孩子拉肚子应该怎样正确治疗和护理呢？现在为您一一道来。

泄泻是以大便次数增多，粪质稀薄或如水样为特征的小儿常见病。发病年龄以婴幼儿为主，其中6个月~2岁的小儿发病率最高，1岁以内约占半数。一年四季均可发病，以夏秋季节发病率高。轻症治疗得当预后良好，重症可危及生命，久泻迁延不愈，还易转为其他疾病。所以家长朋友应该给予足够的重视。

◎ 孩子大便稀就是泄泻吗

有很多家长看到孩子大便稀就认为孩子是腹泻了，其实不一定。判断孩子是否腹泻不仅要关注孩子每天的排便次数和大便是否变稀，还要结合孩子其他状况。比如说，新生儿或母乳喂养婴儿可能每天排便5~8次（黄色糊状便），若精神好、体重增长正常则无需担忧。但是如果同时出现以下异常信号，那么家长们就要重视了：

大便次数异常：较平常大便次数明显增多。

大便性状改变：水样便、蛋花汤样便、黏液便、血丝便或果酱色便。

伴随症状：发热、呕吐、哭闹不止、尿量减少、进食差、睡眠不安。

◎ 孩子泄泻要立即止泻吗

泄泻是多种因素（感染性因素和非感染性因素）对肠黏膜刺激引起的吸收减少和/或分泌增多的现象，是肠道排泄废物的一种自我保护性反应。通过泄泻可以排除病菌等有害物，所以泄泻不一定就是坏事。虽然泄泻时可能会造成脱水、电解质紊乱等，但一味止泻会导致病菌、毒素、代谢物留于体内，引起更加严重的后果（败血症或毒血症）。所以当孩子发生泄泻时，家长们不要一味给孩子止泻，而应该在不刻意止泻的前提下，注意预防和纠正脱水、电解质紊乱，及时补充营养，并针对泄泻的原因进行治疗。

◎ 孩子泄泻的常见病因有哪些

● 非感染性泄泻

· 饮食不当

喂养问题：婴幼儿过早添加辅食、乳糖不耐受、过量喂养或食物过冷；较大儿童过量食用冷食、油炸食品或者暴饮暴食，导致积食致腹泻。

食物过敏或不耐受：牛奶蛋白过敏、麸质不耐受等，可能引发腹泻、皮疹或呕吐。

· 疾病相关因素

呼吸道或耳部感染：如上呼吸道感染、中耳炎可能通过神经反射影响肠道功能，出现腹泻。

肠道外感染：如尿路感染、肺炎等也可能伴随腹泻。

· 药物影响

长期或滥用抗生素：可引起肠道菌群紊乱，肠道正常菌群减少，耐药性金黄色葡萄球菌、变形杆菌、绿脓杆菌或白色念珠菌等大量繁殖，出现腹泻。

· 环境与气候

气温骤变、腹部受凉可能引起胃肠蠕动加快，导致短暂腹泻。

· 免疫功能低下

早产儿、营养不良或免疫缺陷患儿更易因感染或消化功能紊乱出现腹泻。

· 先天性疾病

如先天性乳糖酶缺乏、短肠综合征、先天性胆道闭锁等，但此类情况相对少见。

感染性泄泻

· 肠道内感染

可由病毒、细菌、真菌、寄生虫引起，以前两者多见，尤其是病毒。

寒冷季节的婴幼儿腹泻80%由病毒感染引起，以轮状病毒最常见。

· 肠道外感染

如患中耳炎、上呼吸道感染、肺炎、泌尿系感染、皮肤感染或急性传染病时，可由于发热、感染原释放的毒素、抗生素治疗、直肠局部激惹作用而并发腹泻。

· 细菌性腹泻和病毒性腹泻的区别

细菌性泄泻：发热和呕吐常为最开始出现的症状，接着才出现泄泻，每次泄泻大便量不多，脓血便，或有黏液样物质；大便检查可检测到红细胞、白细胞或脓细胞。

病毒性泄泻：每次泄泻大便量多，呈水样便或“蛋花”样便，易致脱水；大便检查可能会检测到特定病毒（轮状病毒、诺如病毒等）。

温馨提示

当孩子发生泄泻时，进行大便检查是区别泄泻致病因素的重要手段。家长最好及时将孩子的大便送到具有相应检查资质的医院进行检查，这样更有利于寻找引起孩子泄泻的原因，对症治疗。留取大便标本要注意以下两点：

1. 存放器皿：使用干净的塑料瓶或保鲜袋。将大便放入干净的塑料瓶或保鲜袋中封好送检。

2. 送检时限：1小时内送到医院检测，否则易出现假性结果。

◎ 孩子泄泻什么情况可以在家观察

符合以下条件可居家护理

1. 轻度腹泻（每天3~5次稀便），无脱水表现（口唇不干燥、眼窝不凹陷、皮肤弹性好、尿量正常）。

2. 孩子能正常喝水，无持续呕吐或高热。

3. 孩子精神状态良好，能玩耍或互动。

注意：上述情况孩子可以暂留家中观察，但家长可以将孩子大便及时送检确定病因，以便后期对症治疗。

出现以下情况应立即送医

1. 精神差：孩子无精打采，蔫蔫的睡觉，或烦躁哭闹，怎么都哄不好；

2. 高热：体温≥39℃，或伴有惊厥抽搐；

3. 严重呕吐：持续呕吐超过12小时无法进食；

4. 消化道出血：出现血性大便或者柏油样大便；

5. 腹泻持续超过7天未缓解；

6. 出现脱水症状。

◎ 如何观察孩子是否脱水

通过“四看一捏”快速判断:

看眼泪: 哭时无泪。

看口腔: 嘴唇干燥、舌面缺少津液。

看尿量: 尿量减少或尿色深黄。

看眼窝: 眼窝凹陷明显。

捏皮肤: 皮肤弹性差，轻捏腹部皮肤，回弹缓慢。

出现以上2项提示脱水，需要立即带孩子去医院进行治疗。

◎ 家庭护理的关键

预防脱水

应早期使用口服补液盐，选择低渗口服补液盐（补液盐 III）。

配制方法

严格按说明书比例配制：1包补液盐（5.125克）加温开水250毫升溶解，禁止添加糖、果汁或牛奶。配制后室温保存不超过24小时，避免污染。每次稀便后补充10毫升/千克（1岁内）或50~100毫升（1岁以上），直至腹泻停止。

补液剂量

维持补液阶段：每次稀便后补充10毫升/千克（1岁内）或50~100毫升（1岁以上），直至腹泻停止。

分次喂养技巧

小婴儿：用勺子、滴管或注射器少量多次喂服（每次5~10毫升，间隔5分钟）。

频繁呕吐者：暂停喂养10分钟，后更缓慢喂服（如每2~3分钟喂5毫升）。

补锌

所有腹泻患儿均需补锌： 大于6月龄：20毫克/天；小于6月龄：10毫克/天，持续10~14天。

与补液盐分开服用： 避免锌剂影响口服补液盐口感或导致呕吐。

喂养

母乳喂养儿： 继续母乳，增加喂养频率。

配方奶或已添加辅食者： 避免禁食，选择易消化食物（如粥、面条），少量多餐。

益生菌

推荐特定菌株（如布拉氏酵母菌、鼠李糖乳杆菌GG），与补液盐间隔1~2小时服用。

保护臀部

保持皮肤清洁干燥，勤换尿布。每次大便后，用温水清洗臀部，避免发生红臀。

记录病情

方便就诊时提供给医生。

1.泄泻前的不适表现（发热、呕吐等）；

2.排便次数、性状、颜色；

3.进食量及体温变化；

4.排尿尿量、间隔时间和就诊前最后一次排尿时间。

环境消毒

孩子的玩具、餐具每日煮沸消毒，泄泻期间避免带孩子去公共场所。

◎ 乳糖不耐受的孩子如何养护

饮食调整

母乳喂养儿

继续母乳喂养，但需在每次哺乳前添加乳糖酶制剂（如乳糖酶滴剂）。若无效或症状严重，可短期（1~2周）改用低乳糖/无乳糖配方奶粉，后逐步过渡回母乳。

配方奶喂养儿

直接更换为无乳糖配方奶粉（如去乳糖婴儿配方粉），持续2~4周。

已添加辅食儿童

避免含乳糖食物（如牛奶、奶酪、含乳糖的加工食品），选择无乳糖替代品。辅食选择：避免含乳糖食物（如普通酸奶、奶油），选用无乳糖奶制品（如无乳糖牛奶、酸奶）。增加易消化食物：如米粥、面条、苹果泥（含果胶可辅助止泻）。

注意事项

避免长期禁乳糖：继发性乳糖不耐受通常为暂时性，建议治疗2~4周后逐步恢复乳糖饮食，刺激乳糖酶活性恢复。

慎用止泻药：蒙脱石散可短期使用，但需与乳糖酶、益生菌间隔2小时；避免使用抑制肠动力的药物（如洛哌丁胺）。

特殊类型乳糖不耐受的处理

先天性乳糖酶缺乏

特点：新生儿期即出现严重腹泻，基因检测可确诊。

处理：终身严格无乳糖饮食，选择特殊配方奶粉（如无乳糖要素营养粉）。

早产儿乳糖酶不足

特点：早产儿肠道发育不成熟，乳糖酶活性低。

处理：喂养时添加乳糖酶制剂或短期使用低乳糖配方，随月龄增长逐步过渡。

◎ 孩子泄泻哪些药物需谨慎使用

不推荐自行使用的药物：

止泻药：如蒙脱石散，不用于急性期，可能阻碍毒素排出。

抗生素：仅细菌性腹泻适用，且需医生判断。

中成药止泻剂：如藿香正气液，需辨证后使用，仅对风寒泻有效。

◎ 做好预防接种

建议给6个月~5岁以下的孩子接种轮状病毒疫苗，预防轮状病毒感染性泄泻。

◎ 传统中医药在孩子泄泻时有哪些家庭应对措施

● 伤食泻（积食型）

典型表现：便稀夹不消化物，气味酸臭，脘腹胀痛，泻后痛减，舌苔厚腻。

治疗原则：消食化积，运脾止泻。

家庭应对方法

食疗方

焦米汤：用粳米30克炒至焦黄，加水煮30分钟，取米汤加少许盐（1岁以下去盐），每次50毫升，每日3~4次。

山楂萝卜饮：生山楂3克、白萝卜50克、生姜1片。白萝卜切丝，与山楂姜片同煮15分钟，滤汁饮用。

推拿手法

补脾经：拇指桡侧从指尖向指根推200次。

揉板门：用拇指顺时针按揉手掌大鱼际平面100次。

● 风寒泻（受凉型）

典型表现：大便清稀有泡沫，臭味不甚，肠鸣腹痛。

治疗原则：疏风散寒，温中止泻。

家庭应对方法

食疗方

姜枣茶：取生姜3片（约5克）、大枣2枚（去核）。加水200毫升煮10分钟，加少许红糖调味。每次30毫升，每日3次。

葱白粥：准备带须葱白2根、粳米30克。将粳米煮粥，出锅前5分钟加入葱白即可。

推拿手法

推三关100次、外劳宫揉200次。

热敷

炒盐装入布袋（约50℃），隔衣温敷肚脐10分钟。

洗浴

艾叶＋紫苏叶煮水泡脚/泡澡（每次10~15分钟，泡到微微出汗即可）。

中药贴敷

丁香1份、肉桂2份，共研细末，每次1~2克，姜汁调和成糊状，贴敷肚脐，外用胶布固定，每日1次。

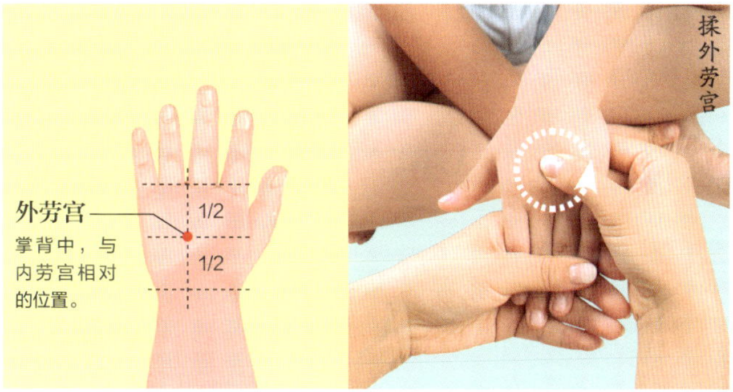

湿热泻（暑湿型）

典型表现：泻下急迫，量多次频，气味秽臭，舌质红，苔黄腻。

治疗原则：清热利湿，分利止泻。

家庭应对方法

食疗方

马齿苋粳米粥：准备鲜马齿苋30克（干品5克）、粳米50克。将马齿苋切碎与粳米同煮，取粥汤少量频服。

薏米绿豆汤：生薏米10克、绿豆10克与适量水同煮，煮至绿豆开花，取汤饮用（6个月以上适用）。

推拿手法

清大肠经：食指桡侧从指根向指尖推200次。

退六腑：前臂尺侧从肘向腕推100次。

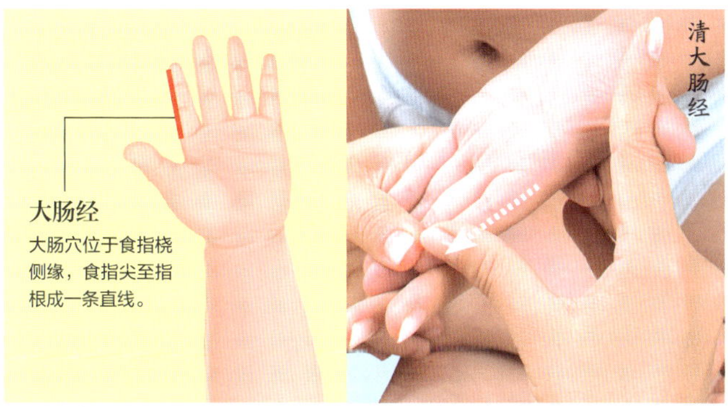

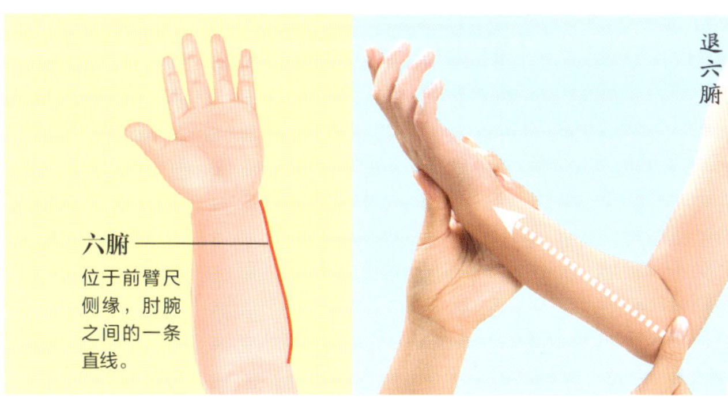

脾虚泻（慢性迁延型）

典型表现：反复发作，病程较长，大便稀溏，色淡不臭，食后作泻，以及全身脾虚征象为特征。

治疗原则：健脾益气，升提止泻。

家庭应对方法

食疗方

山药小米糊：准备炒山药粉10克、小米30克、苹果1/4个。将小米熬粥，拌入山药粉和苹果泥。

芡实莲子羹：将芡实6克、莲子6克（去芯）、粳米15克一起提前浸泡2小时，煮至软烂成羹。

推拿手法

补脾经：拇指桡侧由指尖向指根推300次。

捏脊疗法：每日早晚各1次，从尾骨至大椎提捏5遍。

中药贴敷

丁香1份、肉桂2份，共研细末，每次1~2克，姜汁调和成糊状，贴敷肚脐，外用胶布固定，每日1次。

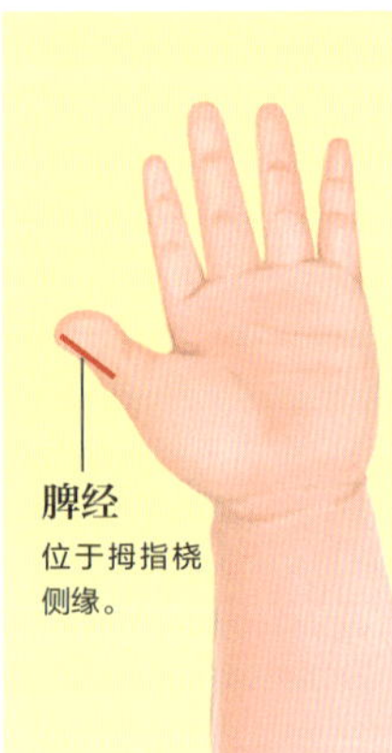

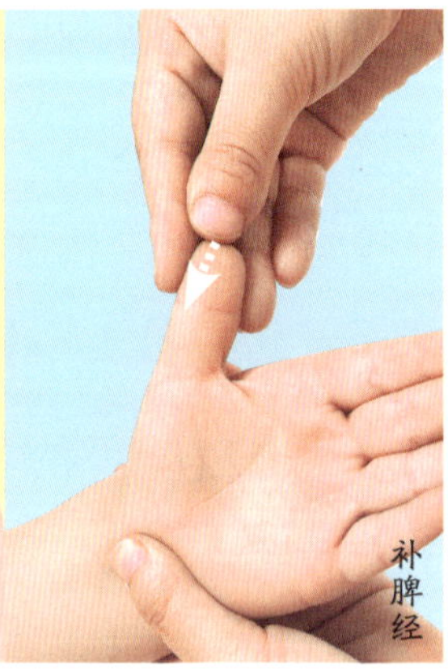

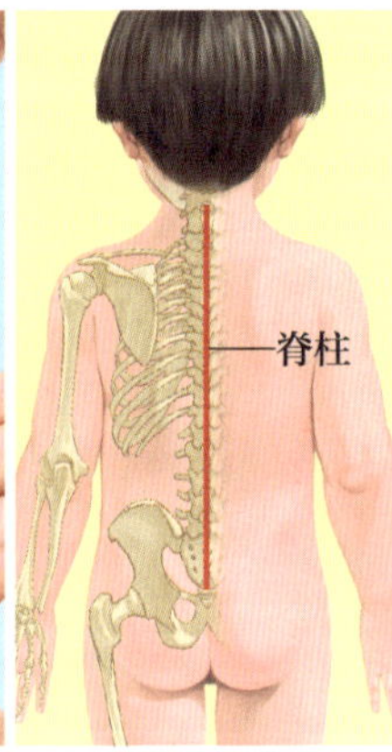

扫码观看
捏脊

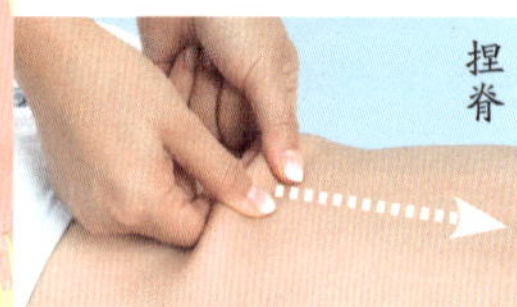

脾肾阳虚泻（慢性迁延型）

典型表现：久泻不愈，大便清冷，完谷不化，形寒肢冷，舌淡苔白。

治疗原则：温补脾肾，固涩止泻。

家庭应对方法

食疗方

桂圆栗子粥：准备去壳栗子2颗、桂圆肉3克、粳米30克。将栗子切碎与米同煮至烂熟。

核桃黑豆糊：将核桃仁3克、黑豆10克（炒香）、糯米10克一起用破壁机打粉后煮成糊状。

推拿手法

补肾经：小指螺纹面，由指尖向指根方向直推，推100~200次。

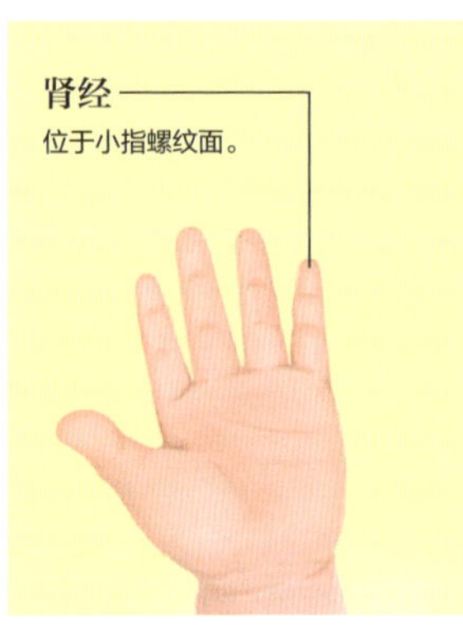

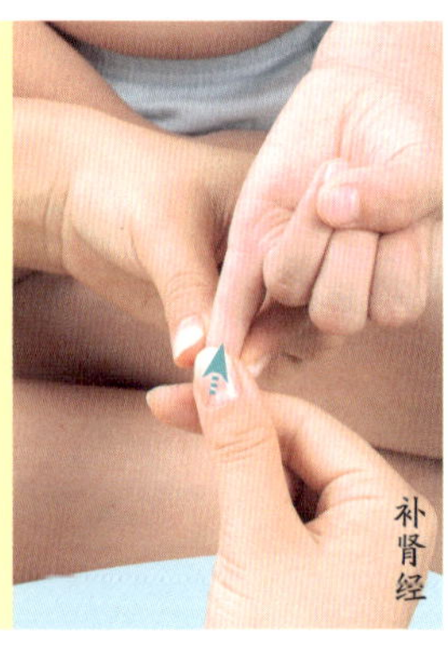

推上三关：前臂桡侧，从腕横纹推向肘横纹3~5分钟。

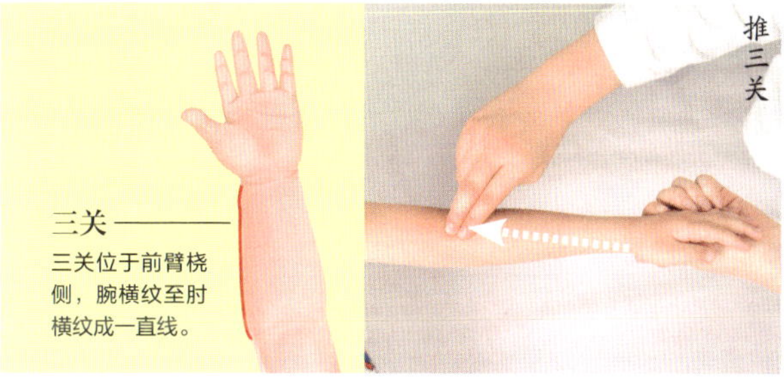

艾灸

隔姜灸关元：切1元硬币厚姜片置脐下3寸，用艾条悬灸5分钟。

中药贴敷

丁香1份、肉桂2份，共研细末，每次1~2克，姜汁调和成糊状，贴敷肚脐，外用胶布固定，每日1次。

特别提醒

如果家长无法准确判断泄泻类型，或者症状严重，应该及时就医，寻求专业中医老师诊治，避免延误病情。

对于小儿泄泻，家长需牢记“防脱水”为第一要务，切勿盲目止泻。

（陈丽，翟松会，邓辉）

功能性腹痛

家里孩子时不时的捂着肚子喊肚子痛，家长要么觉得是吃坏了肚子缓缓看一下，要么着急忙慌地带孩子到医院就诊，做了不少检查结果啥毛病都没查出来，一个月反反复复好几回，甚至有的一天发作好几次，让父母倍感焦虑同时心里犯嘀咕：孩子肚子痛是吃坏了肚子吗？究竟是什么原因引起的孩子肚子痛呢？难不成孩子不想上学在装病？

◎ 什么是儿童功能性腹痛

儿童功能性腹痛，指反复发作或持续存在的腹部疼痛，并且不伴有器质性改变及生化异常的功能性胃肠病，影响患儿饮食睡眠以及生长发育则为病理状态。有调查显示，儿童功能性腹痛的发生占儿童疼痛的1.6%~41.2%。

◎ 中医如何看待儿童功能性腹痛

腹痛的基本病机是“不通则痛”（多为实证）和“不荣则痛（多为虚证）”，临床上常寒热错杂，虚实夹杂。

◎ 儿童功能性腹痛的临床表现

1. 大多数情况下，腹痛部位不固定，主要位于脐周或上腹部；

2. 疼痛通常为阵发性，疼痛性质多为隐痛或钝痛，少数表现为痉挛性疼痛，发作时间较短，可自行消退，轻按并不会加重疼痛；

3. 可伴有头晕、头痛、疲劳、苍白、恶心等表现；

4. 醒后和傍晚时疼痛发作更常见；

5. 应激时（如升学/转学、照料者离异、情绪创伤等）可能触发或加剧疼痛；

6. 发作间期小儿一般情况良好，功能正常，不影响日常生活；

7. 可存在焦虑或抑郁症状（分离焦虑、社恐、特定恐惧、广泛性焦虑）；

8. 无警示症状：如持续性右上腹或右下腹痛、持续呕吐、夜间腹泻、乳糜泻或消化性溃疡家族史、熟睡时痛醒、关节炎、肛周疾病、体重下降、生长迟缓、青春期落后、不明原因发热等表现。

◎ 儿童功能性腹痛的原因是什么

内脏高敏感性：这类孩子的胃肠道感觉神经就像被装上了“放大器”，对正常的胃肠扩张、收缩等刺激反应过度。轻微的气体积聚、食物通过，都可能让他们感知为强烈的疼痛，这也是腹痛频繁发作的原因之一。

胃肠道运动障碍：正常的胃肠道运动如蠕动等导致；

饮食习惯：不规律的饮食习惯或进食某种食物可能会导致腹部不适。

社会心理因素：如孩子所在环境的变化、压力或抑郁等可导致功能性腹痛。

◎ 儿童功能性腹痛如何治疗

在医生指导下用药，切勿随意给孩子口服药物；

饮食积滞患儿建议使用促消化药、益生菌等等；

尽量使用绿色中医外治法以及物理治疗。

◎ 中医有哪些小妙招

推拿疗法

顺时针摩腹（常规操作）： 适用于积食、便秘等积滞导致的腹痛。

操作方法：以肚脐为中心，从右下腹开始，手掌轻贴腹部顺时针打圈按摩5~10分钟，促进肠蠕动和排气排便。

逆时针摩腹（特殊调整）： 以肚脐为中心，手掌轻贴腹部逆时针打圈按摩5~10分钟摩腹。适用于脾虚久泻、气虚型腹痛（需配合补脾经等手法）。

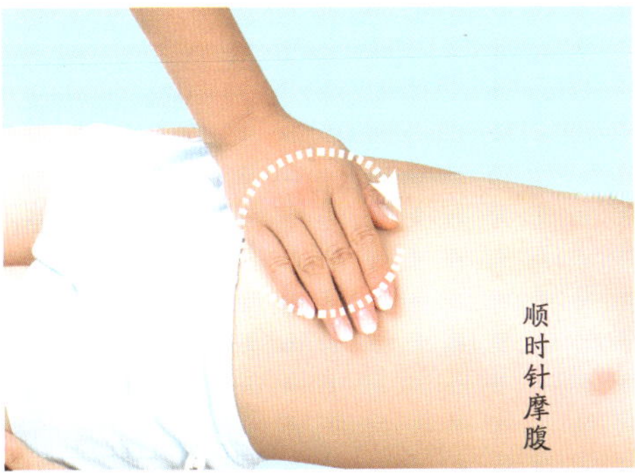

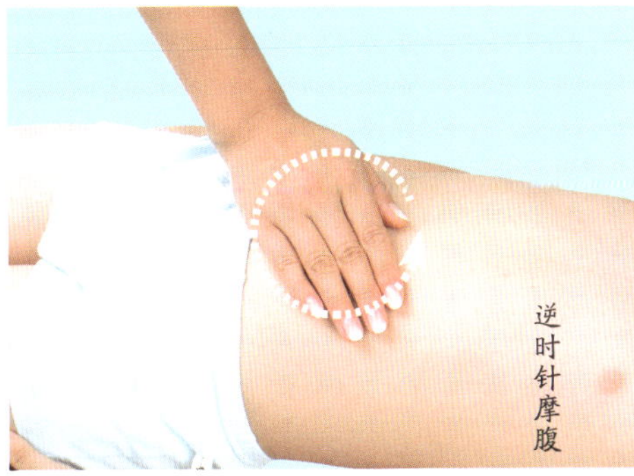

温馨提示

孩子皮肤娇嫩，按摩时手法轻柔、力度适中、匀速缓慢，压力渗透至皮下肌肉层，勿摩擦表皮。餐后1小时内避免摩腹，防止诱发呕吐。实证腹痛（如积食、湿热）禁用逆时针摩腹，以免加重症状。

扫码观看
顺时针摩腹

拿肚角（特效止痛手法）： 用拇指与食指、中指捏住大筋（在确定的脐下2寸旁开2寸的区域，用手指轻轻触摸，可感觉到此处有一条较为明显的肌肉筋膜组织，即为大筋），向上轻提3~5次，以皮肤及皮下筋膜组织被提起为度。适用于受凉和情绪紧张诱发的腹痛。

温馨提示

手法需快速轻柔，避免持续用力，儿童出现轻微酸痛感即可停止。腹部外伤或皮肤破损时禁用。操作后若腹痛未缓解或加重，需就医排查器质性疾病。

分推腹阴阳： 双手拇指面置于孩子腹部凹陷处，其余四指轻托背部以固定。沿肋弓边缘向两侧轻柔分推，边推边缓慢下移。重复操作10遍或根据症状调整次数。左侧腹部属“阴”，右侧属“阳”，分推时双侧同步操作以调和阴阳平衡。适用于情绪紧张诱发的功能性腹痛，可缓解腹胀、积食、便秘等消化功能紊乱症状。

温馨提示

每秒约推2~3厘米，确保渗透力作用于皮下组织以患儿无明显抵抗或哭闹为度，避免用力过猛导致皮下损伤。腹部外伤或皮肤破损时禁用，患儿饥饿、过饱或剧烈哭闹时暂停操作。

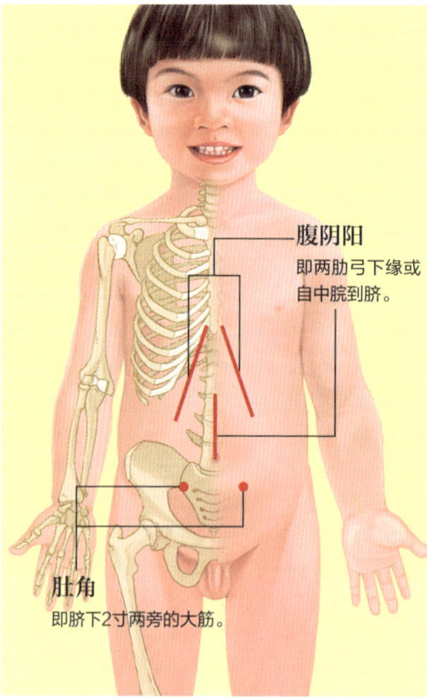

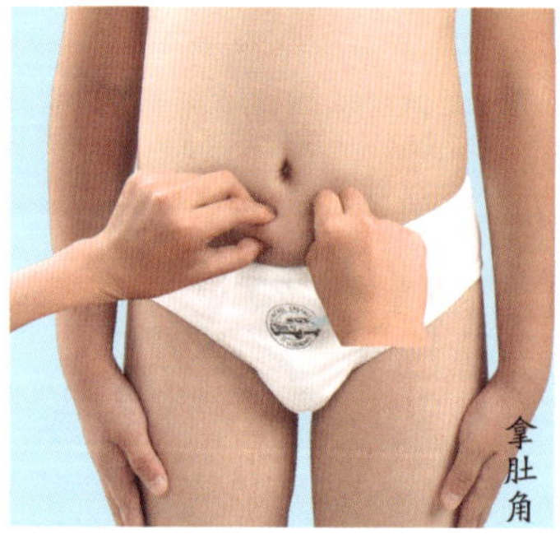

扫码观看
拿肚角

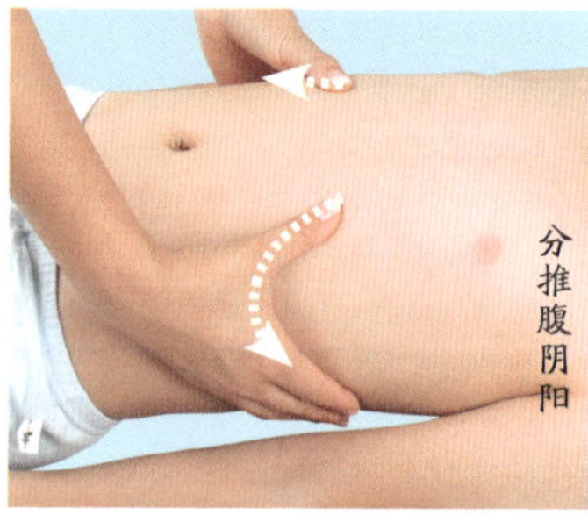

扫码观看
分推腹阴阳

捏脊： 让孩子俯卧，背部放松。家长双手拇指指腹与食指、中指指腹相对（或拇指指腹与屈曲的食指中节桡侧相对），捏起脊柱旁皮肤，从下向上（尾椎→颈椎）边捏边提边捻动，连续操作3~5遍。最后1~2遍时，每捏3下将皮肤向上提一下（“捏三提一”）。可调和阴阳，疏通经络，理气血，和脏腑，培元气，强身健体，提高免疫力。

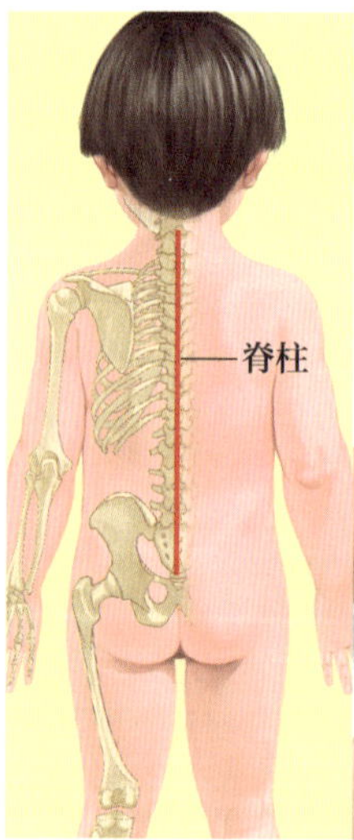

扫码观看
捏脊

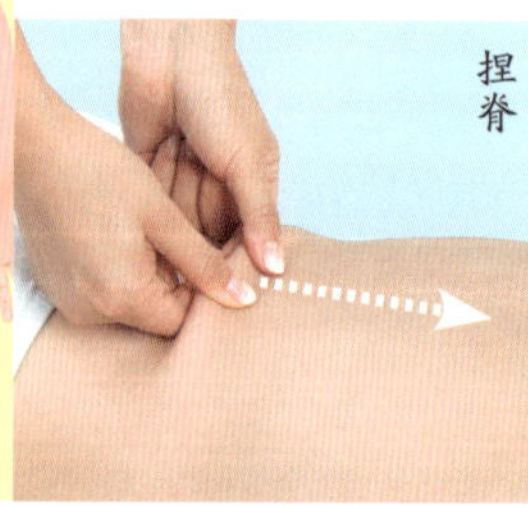

温馨提示

捏脊时力度适中，匀速推进，每秒约移动2~3厘米，保持动作连贯，以患儿无剧烈哭闹为原则，避免暴力牵拉。脊柱外伤或皮肤破损时禁用。

清大肠经： 从虎口向食指尖单向推200次，消积导滞。

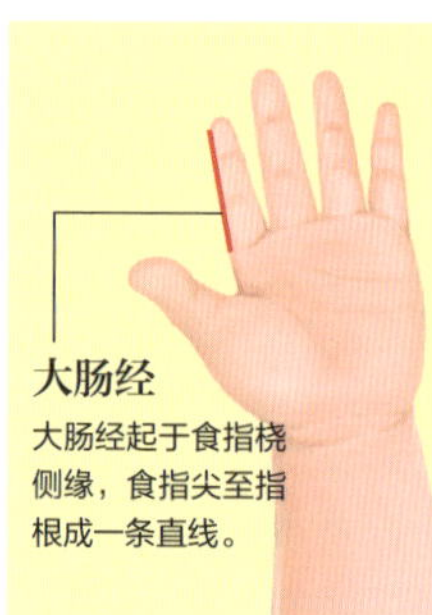

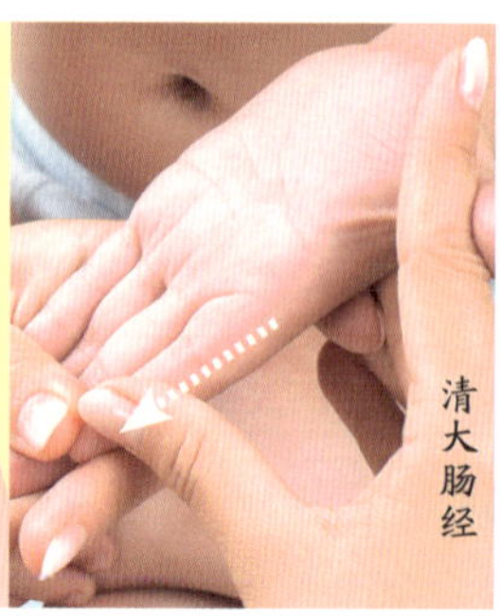

扫码观看
清大肠经

补脾经：拇指桡侧，由指尖向指根直推200次，健脾助运。

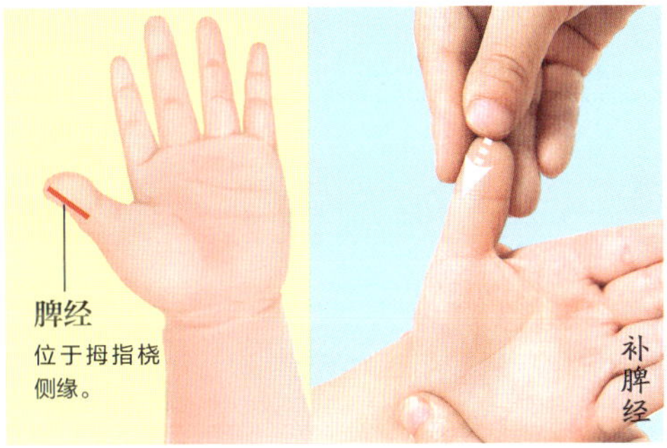

扫码观看
补脾经

穴位按摩

按揉足三里穴：拇指（或食指）轻柔按压或画圈揉按3~5分钟，可健脾和胃、缓解腹痛。

按揉中脘穴：掌心顺时针揉按，促进胃肠蠕动，减轻腹胀、绞痛。

按内关穴：指尖轻压至轻微酸胀感，缓解寒凉或积食引起的腹痛。

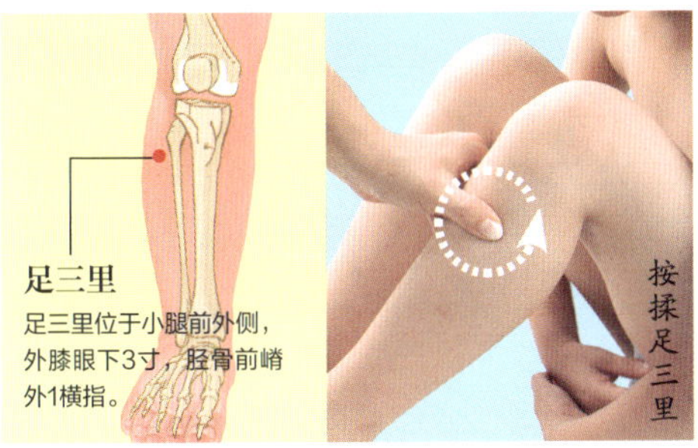

扫码观看
按揉足三里

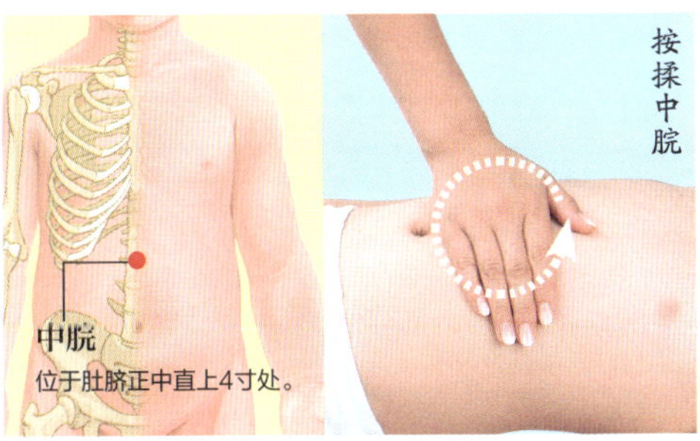

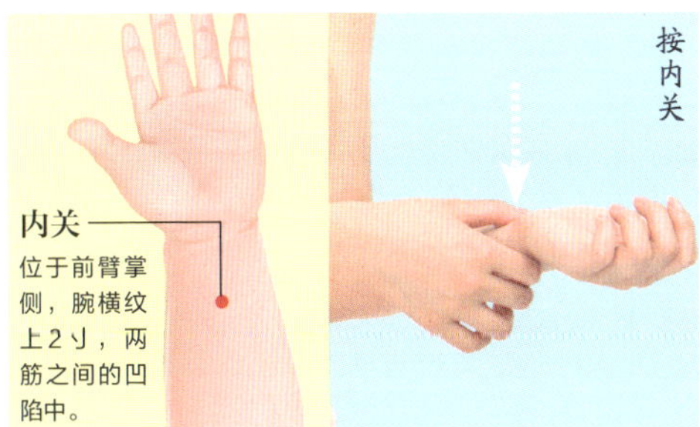

热疗法

适用于寒性、虚性、紧张、气滞等引起的腹痛。

热敷法

将粗盐包或40℃热水袋用毛巾包裹，放置于腹部热敷，每次15分钟，每日2次。

热熨法

将药包加热至40℃左右，以肚脐为中心，顺时针缓慢移动，每次10~15分钟，每日1~2次。

常用的药包配方

寒型腹痛：适用于受凉后或进食生冷后出现的腹痛。

组成：大青盐400克+艾叶30克、吴茱萸50克、花椒30克、延胡索50克。

功效：温中散寒、行气止痛。

湿热型腹痛：适用于舌苔黄腻、大便臭且质粘着。

组成：大青盐400克+木香50克、枳壳50克、黄连20克。

功效：清热燥湿、消积导滞。

胀痛型腹痛：适用于情绪紧张或乳食积滞导致的腹胀痛。

组成：莱菔子120克、生姜60克、葱白500克。

功效：理气消胀止痛。

温馨提示

皮肤破损、湿疹、急性炎症时不宜使用。温度以儿童感觉温热舒适为宜（40℃左右），避免低温烫伤。

艾灸法

选取胃脘部、神阙（肚脐）、天枢（肚脐旁开2寸）、足三里（犊鼻下3寸）、气海、脾俞、胃俞等穴位进行艾灸，每日一次，每次10~15分钟，皮肤泛红即停。

温馨提示

艾灸法尤适用于寒性腹痛，内热重者慎用，皮肤破损、湿疹处禁用。操作时需保持合适的距离，避免烫伤。

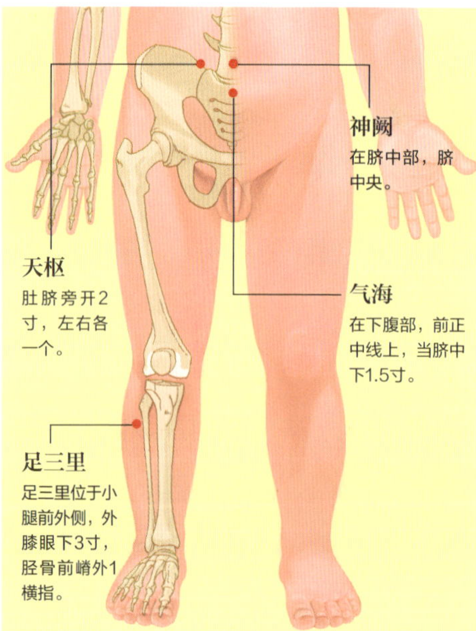

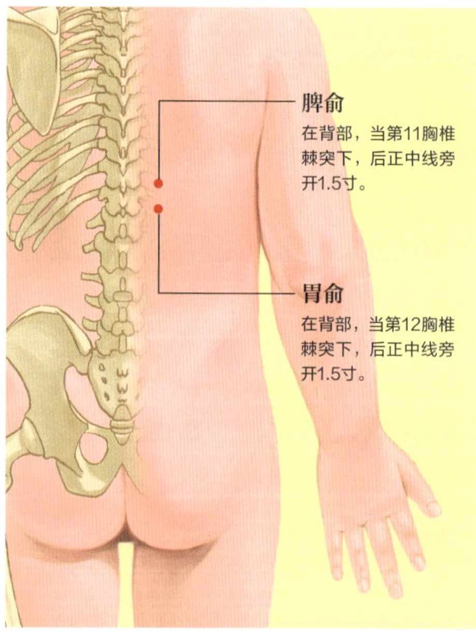

穴位贴敷

穴位贴敷是将中药与其他介质调和成膏，敷于体表的特定部位，通过对穴位的刺激产生作用的一种治疗方法。其操作简便，无痛苦且收效迅速。

操作方法：丁香、吴茱萸、肉桂等量打粉，姜汁调糊后敷于神阙穴（肚脐），胶布固定1~2小时。药物需医师指导配比。

温馨提示

皮肤敏感者缩短时间，过敏体质儿童贴敷前需皮试（贴手腕20分钟）。皮肤破损、湿疹处、对敷贴药物及胶布过敏禁用。如皮肤有灼热、瘙痒等不适立即去除敷贴。

多手法联合治疗效果更好

上述操作手法多联合使用以增强疗效。

寒性腹痛：热熨包+艾灸神阙穴（隔姜灸5分钟）；

捏脊后配合热敷神阙穴或艾灸中脘穴，增强温中散寒效果；

积食腹痛：热熨后配合顺时针摩腹10分钟，促进肠道蠕动；联合顺时针摩腹和清大肠经手法导滞促消化；

脾虚腹痛：捏脊搭配补脾经、按揉足三里，强化健脾益气作用。

◎ 日常护理

心理支持

家长要为孩子营造轻松和谐的成长环境，多倾听孩子心声，当孩子因肠胃不适情绪低落时给予安抚。对于心理压力较大的孩子，可通过亲子游戏、户外活动等方式帮助减压，必要时寻求心理医生专业帮助。大龄孩子可以通过练习深呼吸或肌肉放松来减轻疼痛。

饮食调整

1. 建立良好的饮食习惯，遵循定时定量进餐原则，避免暴饮暴食。

2. 建议合理的膳食结构，主食粗细搭配，多提供富含膳食纤维的食物，如全麦面包、西兰花、苹果等，促进肠道排空。

3. 减少零食、饮料摄入，尤其是饭前1~2小时内。

4. 如果发现孩子的症状与某种特定的食物相关，就需要避免这类食物。

生活管理

鼓励孩子正常上学或参加集体活动，增加户外体育活动，放松心情。规律作息，避免过度疲劳或紧张诱发腹痛。腹痛发作时，用玩具、绘本转移注意力。日常注意腹部保暖，夏季空调房穿护肚围，冬季睡前热敷腹部。

温馨提示

虽然功能性腹痛不会影响孩子们的日常生活，但家长们还是要细心观察。如果出现剧烈腹痛、呕吐、发热、腹泻等症状，或孩子体重明显下降、生长发育迟缓等报警征象，应及时就医，排除其他器质性疾病的可能。

（李莉，翟松会，邓辉）

肥胖症

孩子过分圆润也是病

家长们都喜欢把自己的小宝宝养得白白胖胖，但白白胖胖的宝贝就一定好吗？根据调查，6~17岁青少年儿童超重率和肥胖症患病率分别为11.1%和7.9%，6岁以下儿童的超重率和肥胖症患病率分别为6.8%和3.6%，小朋友肥胖已经是一个不可忽视问题了。

◎ 如何判断小朋友是否肥胖

家长通过肉眼判断孩子体重是否超标可能存在一定困难，科学判断孩子是否超重，关键要看BMI（体重指数）。

BMI的计算公式很简单：

BMI=体重（千克）÷身高^2（米^2）

举个例子：

小明7岁，身高1.2米，体重30千克，他的BMI=30÷1.2^2≈20.8。

算出来之后，怎么知道这个数字合不合理呢？

我们计算出孩子的BMI值后，就可以判断了。

2~5岁儿童参考《中国 0~18 岁儿童、青少年体块指数的生长曲线》中制定的 BMI 参考界值点：

年龄（岁）	男孩		女孩	
	超重界值点(BMI)	肥胖界值点(BMI)	超重界值点(BMI)	肥胖界值点(BMI)
2.0	17.5	18.9	17.5	18.9
2.5	17.1	18.4	17.1	18.5
3.0	16.8	18.1	16.9	18.3
3.5	16.6	17.9	16.8	18.2
4.0	16.5	17.8	16.7	18.1
4.5	16.4	17.8	16.6	18.7
5.0	16.5	17.9	16.6	18.2

6岁以上儿童推荐采用2018年中华人民共和国卫生行业标准《学龄儿童青少年超重与肥胖筛查》：

年龄（岁）	男孩		女孩	
	超重	肥胖	超重	肥胖
6.0~	16.4	17.7	16.2	17.5
6.5~	16.7	18.1	16.5	18.0
7.0~	17.0	18.7	16.8	18.5
7.5~	17.4	19.2	17.2	19.0

续表

年龄（岁）	男孩		女孩	
	超重	肥胖	超重	肥胖
8.0~	17.8	19.7	17.6	19.4
8.5~	18.1	20.3	18.1	19.9
9.0~	18.5	20.8	18.5	20.4
9.5~	18.9	21.4	19.0	21.0
10.0~	19.2	21.9	19.5	21.5
10.5~	19.6	22.5	20.0	22.1
11.0~	19.9	23.0	20.5	22.7
11.5~	20.3	23.6	21.1	23.3
12.0 ·	20.7	24.1	21.5	23.0
12.5~	21.0	24.7	21.9	24.5
13.0~	21.4	25.2	22.2	25.0
13.5~	21.9	25.7	22.6	25.6
14.0~	22.3	26.1	22.8	25.9
14.5~	22.6	26.4	23.0	26.3
15.0~	22.9	26.6	23.2	26.6
15.5~	23.1	26.9	23.4	26.9
16.0~	23.3	27.1	23.6	27.1
16.5~	23.5	27.4	23.7	27.4
17.0~	23.7	27.6	23.8	27.6
17.5~	23.8	27.8	23.9	27.8
18.0~	24.0	28.0	24.0	28.0

当然，我们还可以借用DeepSeek、豆包等，把小朋友的年龄、身高、体重提供给他们，就会帮我们判断。

◎ 儿童肥胖有哪些具体危害

● **身体危害：慢性病“年轻化”**

高血压、高血脂、糖尿病：肥胖儿童患病风险是正常孩子的2.6~4.3倍！

性早熟（尤其是女孩）：脂肪组织会分泌雌激素，导致青春期提前，影响最终身高。

骨骼负担：过重的体重会增加关节压力，容易引发扁平足、O型腿等问题。

● **心理危害：自卑、焦虑、社交障碍**

因为肥胖，他们可能被同伴排斥在集体活动之外，也可能会被大家嘲笑、讽刺，久而久之，容易产生自卑、焦虑、抑郁等心理问题。

● **长远影响：成年后更难瘦下来**

研究发现，儿童期肥胖的孩子，70%成年后仍会肥胖，而且减肥难度更大！

◎ 导致儿童肥胖的主要原因是什么

● **饮食陷阱：高糖、高油、高盐的“快乐炸弹”**

奶茶、炸鸡、薯片：这些食物热量爆表，但营养极低！

蔬菜水果吃太少：膳食纤维不足，肠道蠕动变慢，更容易囤积脂肪。

- **运动不足：被电子产品“绑架”的一代**

现在的孩子户外活动时间大幅减少，很多小朋友每天运动量甚至不到30分钟！长时间玩手机、平板，不仅导致久坐，还会影响睡眠和食欲调节。

- **睡眠不足：熬夜的孩子更容易发胖**

睡眠不足会扰乱生长激素分泌，让孩子更容易饿、更爱吃高热量食物。小学生每天应睡足9~11小时，但很多孩子因为作业或玩手机，睡眠严重不足。

- **遗传因素：父母胖，孩子胖的概率更高**

如果父母一方肥胖，孩子肥胖概率约40%；如果双方都肥胖，概率高达80%！

当然基因只是增加风险，后天习惯才是关键。如果父母自己爱吃零食、喝碳酸饮料，孩子很容易模仿。

- **情绪化进食：压力大→狂吃→更胖→压力更大**

有些孩子用吃来缓解压力（比如考试焦虑、家庭矛盾），形成恶性循环。

- **疾病因素**

某些疾病，如甲状腺功能减退症、肾上腺皮质功能亢进等，会影响儿童青少年的新陈代谢，导致体重增加。一些药物，如抗精神病药物、糖皮质激素等，也可能产生体重增加的副作用。

◎ 如何预防儿童肥胖

- **吃好：营养均衡，远离“垃圾快乐”**

母乳喂养（至少6个月）能降低婴儿肥胖风险。

2岁以下禁止添加糖（如果汁、糖果、蛋糕）。

多吃蔬菜、全谷物、优质蛋白（鱼、蛋、豆类）。

少喝含糖饮料，白开水是最好的选择！

- **动好：每天至少1小时“放电时间”**

适合孩子的运动：跳绳、游泳、篮球、骑车、踢足球……

减少屏幕时间：建议每天不超过1小时。

- **睡好：充足睡眠=天然减肥药**

学龄儿童每天睡足9~11小时，睡前1小时别玩手机！

◎ 如果孩子已经肥胖，应该如何减肥

- **调整饮食：别节食，但要吃对**

减少外卖、快餐，多吃家常菜。

放慢吃饭速度，每口嚼20次以上。

避免“情绪性进食”，教孩子用运动、画画等方式缓解压力。

- **增加运动：从“小目标”开始**

比如：每天多走1000步，或者跳绳5分钟，慢慢增加强度。

全家一起动，比如周末爬山、骑自行车，让孩子觉得运动是快乐的事！

- **心理支持：别让孩子因胖自卑**

不要取笑或严厉批评，多鼓励、多陪伴。

如果孩子因肥胖被嘲笑，要及时疏导，必要时寻求心理咨询。

◎ 中医有哪些妙招

中医食疗

可以适量食用具有健脾利湿作用的食物，如薏苡仁粥、茯苓赤豆粥等。

薏苡仁粥

薏苡仁50~100克，粳米100克，糖或盐适量。薏苡仁、粳米洗净，放入锅内，加水适量，先用武火煮沸，再用文火煮至粥熟。食用时加入糖或盐。佐餐食用。

茯苓赤豆粥

茯苓30克，赤小豆100克，小米50克。将茯苓研为细末，赤小豆用水浸泡10小时以上，淘洗干净，三味加水适量，共煮成粥。每日早晨空腹温食1次，15天为1个疗程。

中药汤剂

采用健脾利湿、清热利湿、疏肝健脾等治法，具体的方药需要医生开具。

小儿推拿

摩腹、捏脊，按揉等，促进代谢。

分推腹阴阳：两手沿肋弓角边缘或自中脘至脐，向两旁分推100~200次。

顺摩腹：顺时针摩腹5分钟。

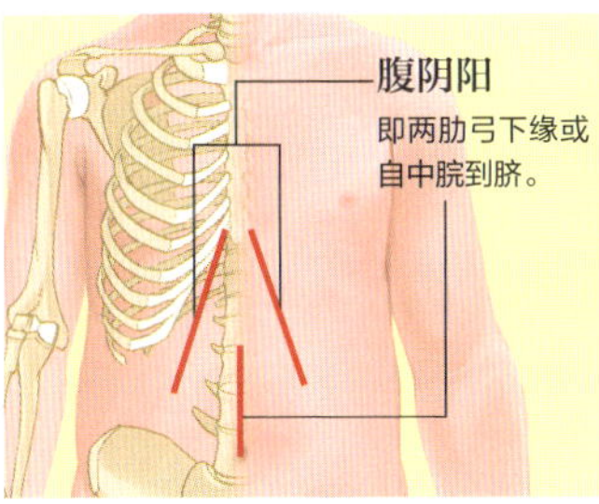

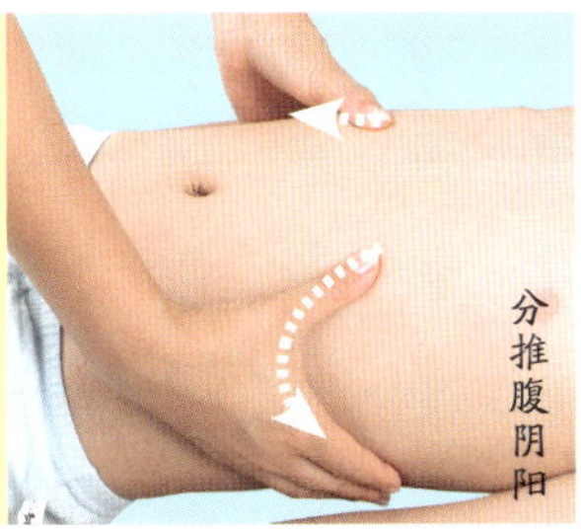

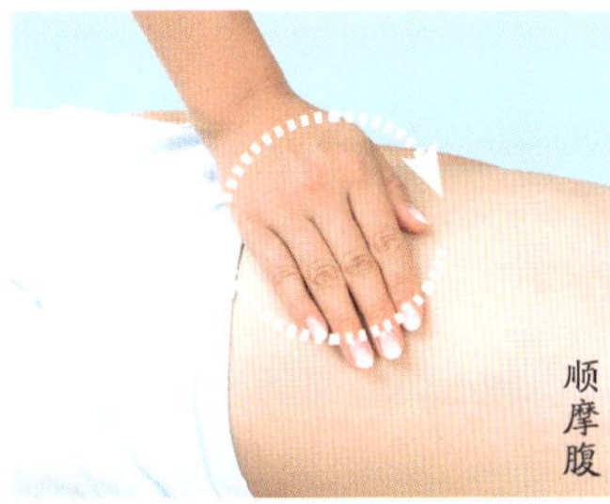

捏脊：让孩子俯卧，背部放松。家长双手拇指指腹与食指、中指指腹相对（或拇指指腹与屈曲的食指中节桡侧相对），捏起脊柱旁皮肤，从下向上（尾椎→颈椎）边捏边提边捻动，连续操作3~5遍。最后1~2遍时，每捏3下将皮肤向上提一下（“捏三提一”）。可调和阴阳，疏通经络，理气血，和脏腑，培元气，强身健体，提高免疫力。

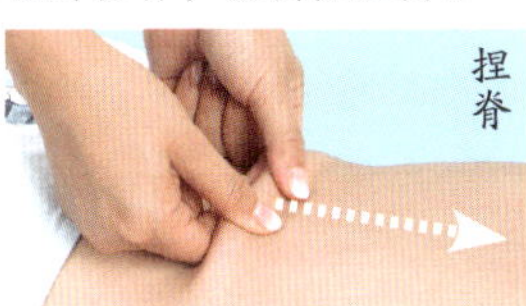

按揉穴位治疗：可以选用具有健脾和胃作用的穴位，改善患儿体重，对脘腹胀满、肢体困重等症状有缓解作用。常用的穴位有：神阙、中脘、气海、足三里、天枢、巨虚、丰隆等穴，每个穴位每天可以按揉100~300次。

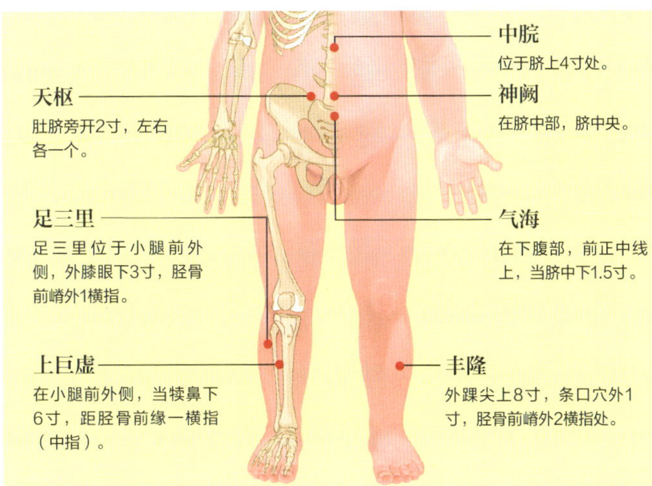

（何谦，翟松会，邓辉）

斜颈

宝宝“歪脖子”，要警惕小儿斜颈

◎ 怎么判断孩子是否斜颈

宝宝“歪脖子”医学术语做斜颈，发病率约0.3%~1.9%，若不及时干预会导致面部及颈椎畸形。由于家长们对这种病的了解太少，等察觉到异常的时候，很有可能会耽误治疗的最佳时期。那么家长如何判断宝宝有没有斜颈？

宝宝在出生1~2个月时，有以下几种情况，就得注意了：

1. 头倾向一侧，下巴朝头倾方向的对侧肩膀；
2. 颈部出现硬块；
3. 脸部左右大小不对称；
4. 颈部活动受限制。

当宝宝有以上任何一种表现时家长就需要引起重视，尽早到儿童康复医学科、儿童骨科或斜颈专科等科室就诊。

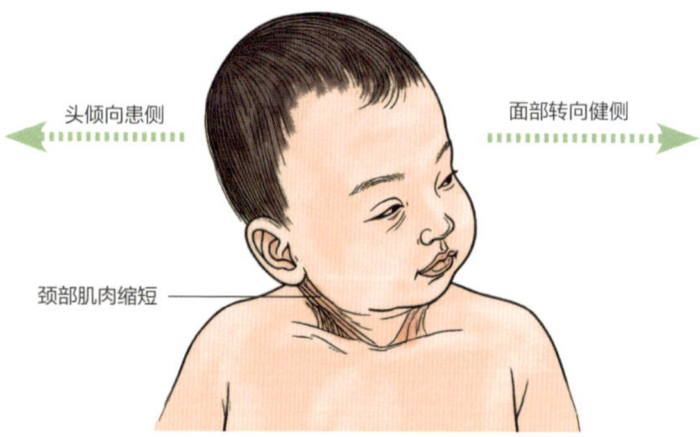

◎ 所有的斜颈都需要治疗吗

不是！

斜颈分生理性斜颈和病理性斜颈。生理性斜颈只需注意观察，无需去医院。

生理性斜颈：也叫姿势性斜颈，生理性斜颈的歪脖往往不是固定地朝向一侧，即孩子可以向两侧歪头，只是多数时间是向某一侧歪。这种情况多见于半岁以内小婴儿，与孩子在此发育阶段颈部肌肉没有力量控制头颈姿势及家长长期习惯性单侧抱姿、睡姿、喂奶姿势有关。随着孩子的发育及改变抱孩子的习惯，大部分都能痊愈。

常见病理性斜颈分肌性斜颈、眼源性斜颈和骨性斜颈。

肌性斜颈

出生后2周左右脖子出现明显肿块，可能是胸锁乳突肌的肌肉内压力增高，肌肉缺血然后纤维化导致的。80%的肌性斜颈通过按摩放松宝宝肩颈部的胸锁乳突肌以及功能锻炼等理疗方式是可以治好的，20%到1岁没有好转的，则需要做手术才能治愈。

眼源性斜颈

宝宝出生6个月左右出现斜颈。这种情况有可能是斜视所致，孩子看东西的时候会不自觉斜颈，但睡觉后斜颈症状就会消失。眼源性斜颈大部分需要等到1~2岁，孩子配合检查才能确诊，需要家长定期带孩子复查，确诊后积极配合治疗。

骨性斜颈

宝宝出生后就出现斜颈，这种一般由颈椎畸形导致。骨性斜颈可以通过手术解除症状。但要长期保持颈椎的稳定，还需配合功能锻炼。

◎ 孩子为什么会出现斜颈

说到原因，不同类型的斜颈其发病原因各有不同，但并不明确。以常见的肌性斜颈来说，肌性斜颈的小朋友们可能是因为在妈妈肚子里的时候，脖子这块儿受了点儿“委屈”，比如位置没摆好，或者是出生的时候不太顺利，让这块肌肉受了点伤，从而出现斜颈的情况。而眼性斜颈则可能是由于小朋友自身的眼部原因，如斜视、眼睑下垂等眼部疾病导致视物时出现头颈歪斜。

◎ 发现斜颈怎么办

发现孩子有斜颈，别慌！早点去医院，医生会有办法的。

对于小宝宝来说，1岁内多采用保守治疗。可以通推拿、热敷、康复训练以及姿势控制等综合性的训练达到改善肌肉挛缩、阻止肌肉向纤维化挛缩方向发展，帮助肌肉放松、牵拉颈部肌肉让脖子慢慢“直”起来。

1岁以后保守治疗效果不佳时多采用手术治疗。

◎ 日常护理

对于生理性斜颈和肌性斜颈可以这样护理。

1. 让宝宝白天多趴睡，患侧在右，则脸朝左边趴；患侧在左，则脸朝右侧趴。小月龄婴儿趴睡，家长要守在一旁，防止堵住口鼻。

2. 多用飞机抱：宝宝后背贴着大人，患侧贴着大人手臂，拉伸患侧肌肉。

3. 让宝宝多抬头，玩具逗引，引导孩子自己转头，锻炼患侧肌肉。

4. 侧身睡，患侧脸贴枕头，爸妈可以用

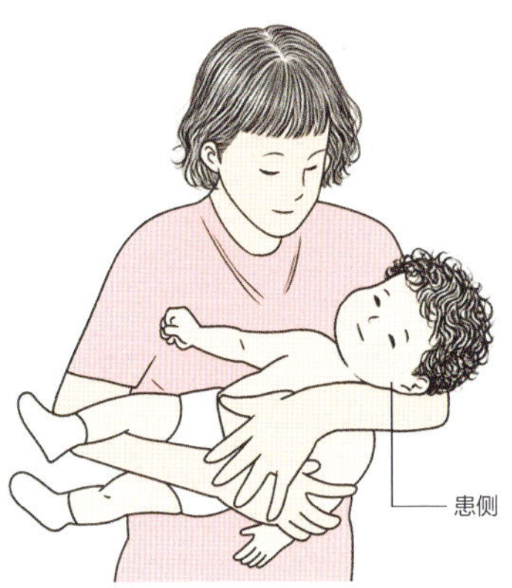

枕头给孩子后背固定一下，防止孩子翻正。

5. 对于肌性斜颈，家长还可以用40℃热毛巾敷颈部硬块，每次5~10分钟，每日3次，加速局部血液循环，促进硬块吸收。

◎ 如何预防生理性斜颈

● 加强头颈部活动

婴儿2月龄左右，鼓励进行适量的头颈部活动训练，特别是在婴儿清醒时，可通过玩耍和互动的方式刺激婴儿向不同方向活动头部，帮助加强颈部肌力的对称发展。

● 婴幼儿正确抱姿

改善患儿生活中的抱姿、喂奶姿势，避免长时间使用同一侧手臂抱婴儿，交替左右侧喂奶，以减少头颈部持续在一个方向倾斜的压力。

● 婴幼儿睡姿指导

长时间固定的睡眠姿势可以增加后天获得性斜颈的发生率。建议定期改变婴儿的睡眠位置，如调整婴儿头部的方向，避免长期向一个方向睡觉。

● 早期监测与筛查

家长应该定期观察婴儿的头颈部动作和姿势，如发现婴儿有持续性的头颈部倾斜或固定向一侧，应及时寻求专业医疗意见。

● 积极的物理治疗

对于早期发现的斜颈，对患儿进行物理疗法，如手法牵引、按摩等，可以促进肌肉的正常伸展和增强肌力，促进颅面部的对称发展。从而使大部分患儿获得良好效果。

◎ 特别提醒

以下这些错误做法会害了孩子!

强行掰正：像扭麻花一样硬转宝宝的头，可能拉伤肌肉。

放任不管：盲目认为斜颈会自行恢复，超过1岁不治疗可能导致大小脸、斜视、脊柱弯曲等继发伤害。

乱揉肿块：粗暴按摩会加重肌肉炎症反应。

迷信睡姿：光靠调整睡姿不治疗，治标不治本。

但其只要及时发现、科学治疗，大多数孩子都能恢复正常的。

斜颈小宝宝大部分预后都是比较良好的。肌性斜颈治疗通常需要3~6个月左右。有研究表示，在出生后一月内发现并开始进行治疗的斜颈宝宝其治疗效果及治疗所需时间均明显优于3~6月后才发现并治疗的宝宝。

（邓辉，翟松会，罗婕）

遗尿

如何告别“画地图”的日子

小儿遗尿（俗称“尿床”）是儿童发育过程中常见的现象，据统计，5岁儿童中约15%~20%存在遗尿问题，其中约10%可持续至青少年期。

◎ 怎样算遗尿？何时需要警惕

5岁及以上儿童在睡眠中不自主排尿，每周≥2次，持续≥3个月，且排除糖尿病、尿路感染等器质性疾病。分为原发性遗尿（持续未建立自主控尿能力）和继发性遗尿（已具备控尿能力至少6个月后复发）。

所以5岁以下的小朋友如果有遗尿，是因为此时膀胱控制功能未成熟，尿床多为生理性的；而5岁以上的小朋友尿床，则还要结合尿床的频率，若频繁尿床（≥2次/周，持续≥3个月），需考虑诊断为遗尿症；12岁以上仍持续遗尿的需警惕脊柱裂、神经源性膀胱等器质性问题。

◎ 为什么孩子会尿床

● 身体还没发育好

小朋友的“尿尿开关”（膀胱和大脑的连接）还在长，有时候晚上睡太香，膀胱满了但大脑收不到信号，就尿床啦。

有些小朋友身体里晚上控制尿量的“节水激素”（抗利尿激素）不够多，晚上尿特别多，容易憋不住。

● 喝水喝太多

睡前喝太多水（尤其是含咖啡因或者高糖饮料），或者吃西瓜、冬瓜等“利尿”食物，晚上也会更容易尿床。

● 心里有事憋着

家里吵架、换学校、被批评时，小朋友心里难受，可能诱发或加重遗尿。

● 生殖器疾病等影响

小男孩包皮长、小女孩尿路感染时，会总想尿尿，晚上容易控制不住。

◎ 如何帮助孩子减少尿床

● 调整生活习惯

睡前少喝水，晚餐清淡点：睡前2小时别再让孩子喝水、吃西瓜、喝牛奶这些“水分炸弹”；晚饭别吃太咸太甜，比如薯片、蛋糕等会让孩子更想喝水。

白天多喝水，睡前上厕所：白天让孩子正常喝水（5岁孩子每天喝够600~800ml水），别怕孩子白天喝水多，这样反而能锻炼膀胱容量；睡觉前必须去厕所“放空”膀胱，养成习惯就不会半夜“爆仓”。

白天别憋尿，拉臭臭要规律：白天每隔2小时提醒孩子尿尿，别等憋急了才去；多吃蔬菜水果防便秘，肚子里的便便多了会压到膀胱，更容易尿床。

● 玩“憋尿游戏”练膀胱

白天喝水后让孩子多忍10分钟再尿，憋尿训练更多的是为了增加孩子的膀胱容量，从而减少夜间尿床的次数。

● 心理支持最关键

千万别骂孩子！尿床后说“羞羞脸”会让孩子更紧张，可以和他一起换床单，告诉他：“爸爸妈妈小时候也会这样”；或者做个“星星表”，小朋友如果连续3天没尿床就奖励小贴纸，孩子会更有动力。

留意孩子心里的小情绪：家里吵架、生了弟弟妹妹、换学校这些事都可能让孩子用尿床“抗议”，平时可以多陪他聊天、玩游戏放松。

◎ 如何通过中医调理遗尿

中医认为，小儿遗尿的发生与多个脏腑功能失调密切相关，其中尤以肾、膀胱、脾、肺最为关键。

根据症状不同，分为以下几种常见类型：

● 肾气不足型

夜间遗尿频发，尿清长量多，伴面色苍白、四肢不温、腰膝酸软，或发育迟缓。

● 脾肺气虚型

遗尿伴白天尿频，易自汗或盗汗，食欲不振，大便稀溏，神疲乏力。

● 心肾不交型

遗尿伴入睡困难、多梦易惊，白天烦躁、注意力差。

● 肝经湿热型

尿量少但尿味臊臭，尿色黄，夜间烦躁哭闹、磨牙，面红唇赤。

小儿推拿

按揉三阴交： 拇指指腹轻揉100~200次，可固肾止遗、调节脾肾功能。

补肾经： 小指螺纹面，从指尖向指根方向直推100~200次，可温补肾阳、固摄膀胱。

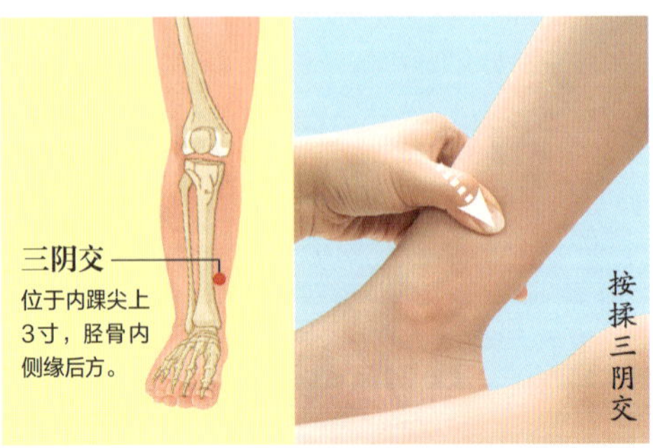

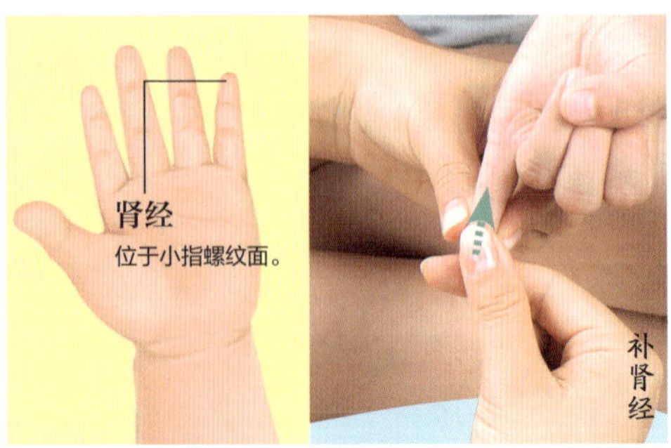

推七节骨： 拇指或食、中二指自下向上推100~300次，温肾助阳、提升膀胱气化功能。

揉百会： 指腹轻揉100~200次，醒神开窍。

捏脊： 沿脊柱两侧自尾骨至颈部提捏皮肤3~5遍，调节脏腑功能，改善遗尿伴食欲不振。

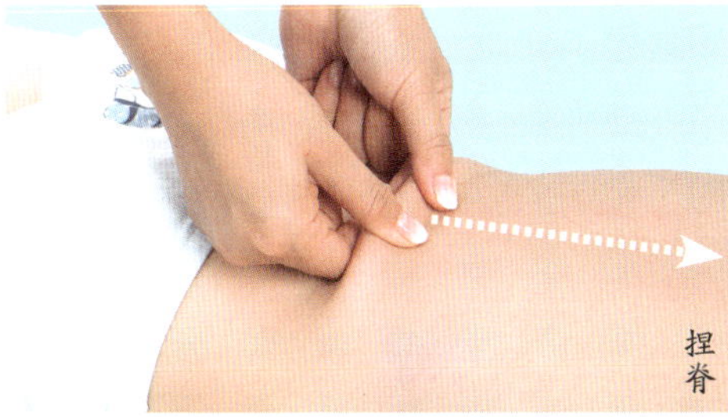

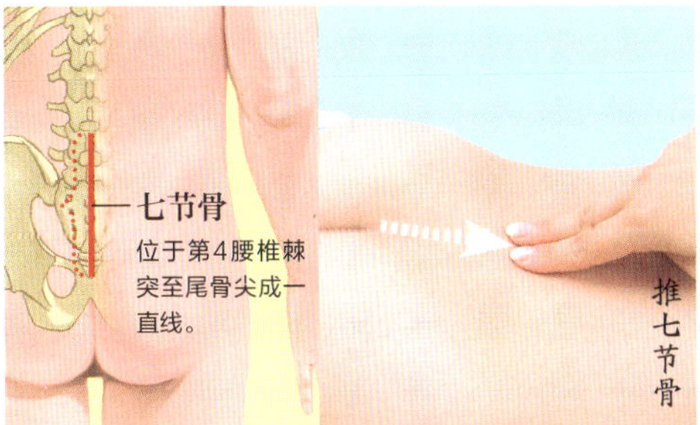

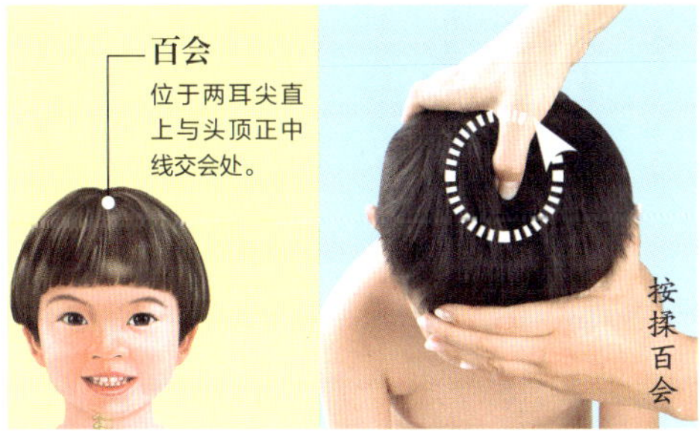
百会
位于两耳尖直上与头顶正中线交会处。
按揉百会

注意事项

1.力度控制：手法需轻柔，以皮肤微红、小儿耐受为度，避免疼痛刺激；
2.配合饮食：避免睡前饮水，尝试改善遗尿的食物；
3.疗程建议：连续推拿4~6周，以上手法，可坚持每天一次；
4.推七节骨、补肾经不适宜于肝经湿热型遗尿，其余手法所有遗尿均适用。
禁忌：脊柱裂、尿路感染等器质性疾病需先就医，不可尝试小儿推拿。

穴位贴敷

通过中药的透皮吸收和穴位刺激来改善遗尿。

最常用的是五倍子粉与醋调至膏状，取3~5克填入神阙穴（脐窝），盖纱布或敷贴，每日睡前贴，次日起床后取下，连续贴敷7天，观察症状改善情况。

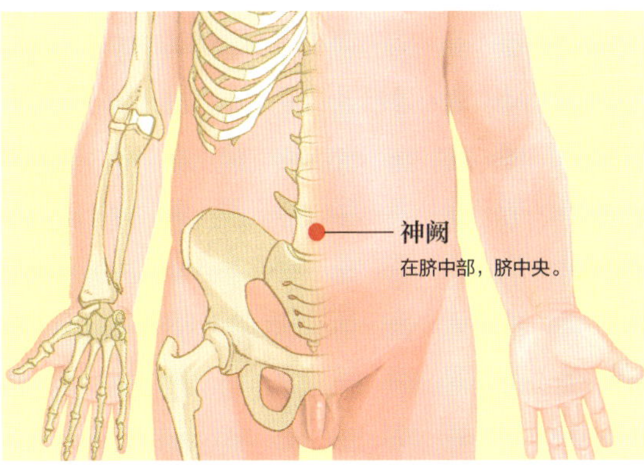

注意事项

1.皮肤敏感者慎用：贴敷后若出现红肿、瘙痒需立即停用；第一次贴敷时间不宜过长，第一次贴敷1小时即可取下，观察局部皮肤是否有红肿、瘙痒，如无特殊，可逐渐延长贴敷时间，最终达到睡前贴，次日起床后取下。
2.肝经湿热遗尿禁用，可能加重症状。

中医食疗

山药、扁豆

做法：山药切块+扁豆+小米煮粥。

作用：山药有补肺脾肾的作用，扁豆具有健脾祛湿的功效，适合脾肺气虚的孩子。

荔枝、核桃

做法：睡前直接吃干荔枝肉（5颗左右），或每天吃2~3个生核桃。

作用：荔枝养血健脾，核桃温补肺肾，适合肾气不足的孩子。

薏苡仁、绿豆、菊花

做法：用薏苡仁+绿豆+菊花熬汤。

作用：薏苡仁健脾祛湿，绿豆、菊花有清热的功效，有助于清除体内湿热，适合肝经湿热型的孩子。

莲子、百合

做法：将莲子与百合一起炖银耳或熬粥服用。

作用：莲子有补脾止泻、益肾涩精、养心安神的功效，百合有养阴、润肺、清心安神的作用，适合心肾不交型的孩子。

◎ 什么时候要看医生

● 年龄与病程

年龄≥5岁：若儿童5周岁后仍频繁遗尿（每周≥2次，持续3个月以上），需排除器质性或神经性病因。

病程超过6个月：遗尿长期未改善或反复发作，提示可能存在脾肾亏虚、膀胱功能失调等需中医辨证干预。

● 伴随症状

泌尿系统异常：日间尿频（>8次/天）、尿急、尿痛或排尿困难，可能提示尿路感染、膀胱过度活动症或泌尿系统畸形。尿液浑浊、血尿或异味，需警惕泌尿系感染或代谢性疾病。

全身症状：畏寒肢冷、面色苍白、食欲不振（脾肾阳虚证）或尿黄短涩、烦躁多梦（肝经湿热证），需中医分型论治。

● 特殊情况

继发性遗尿：原本已停止尿床6个月以上，突然复发且持续>1周，需排查心理压力、糖尿病或脊髓病变。

反复尿路感染：遗尿合并反复发热、排尿疼痛，需通过尿常规或B超排除泌尿系统结构异常。

● 治疗效果不佳

家庭干预无效：限水、定时唤醒排尿等行为训练持续1个月仍无改善。

外治法效果局限：食疗、中药贴敷或推拿治疗4~6周后症状未缓解。

● 其他高危因素

心理行为问题：因遗尿出现自卑、焦虑或社交退缩，需心理干预联合治疗。

家族史或并发症：父母一方有遗尿史且儿童年龄>6岁，遗传风险较高。合并便秘、遗粪症或注意力缺陷多动障碍（ADHD），需多学科协作诊疗。

小儿遗尿并非简单的“习惯问题”，而是孩子身心发育过程中的一段特殊旅程。面对这一挑战，家长的耐心与智慧至关重要。

首先，放下焦虑，拥抱科学。

遗尿不是孩子的过错，也无需自责。医学研究表明，90%以上的遗尿可通过规范治疗得到改善。从调整睡前饮水习惯，到中医调理、行为训练，每一步微小的干预都在为孩子的成长铺路。

其次，温暖的家庭是最好的“良药”。一个没有责备与嘲笑的环境，能让孩子更勇敢地面对问题。当孩子因尿床而沮丧时，一句“爸爸妈妈陪你一起解决”，远比任何药物更能修复他们的自尊。

最后，永远相信希望。随着神经系统的成熟与科学干预，大多数孩子在10岁前逐渐告别遗尿。即使少数存在复杂病因的案例，现代医学的中西医结合诊疗也能提供精准支持。

（骆梦婕，翟松会，邓辉）

近视

我国近视发生率占世界首位。由于手机、平板电脑等电子产品广泛普及，使用者低龄化，增加近距离用眼时间，加重眼的负担，导致近视眼的发病年龄不仅提前，而且发病率逐年攀升，呈现“三高一低”的特点，即“低龄、发病率高、进展快、度数高”。一旦发生近视，如不注意系统干预治疗，易导致高度近视发生，并发青光眼、黄斑病变、视网膜脱离等一系列严重致盲眼病。

◎ 如何早期发现孩子可能近视

3岁后可每年做眼科检查。

家长日常警惕以下信号：

用眼行为：频繁眯眼、揉眼，看电视或看书时凑近屏幕/书本。

姿势异常：歪头、斜视或习惯性皱眉。

学习表现：抱怨黑板字模糊、眼睛酸胀。

◎ 如何读懂视力初筛报告

重点关注两项指标：

裸眼视力：5岁儿童正常应≥0.8（4.9），低于0.6（4.8）需复查。

屈光度：“-”表示近视（如-1.50D为近视150度）。“+”表示远视储备（3岁应有+2.00D~+3.00D，过早消耗提示近视风险）。

若报告提示“屈光不正”或“疑似近视”，需1个月内到眼科散瞳验光确诊。

◎ 假性近视和真性近视如何区分

假性近视：眼肌痉挛导致暂时性视力下降，散瞳验光后近视度数消失或降低。通过休息放松也许可以让假性近视恢复正常视力，并不需要真的佩戴眼镜。若贸然佩戴近视眼镜，反而可能会变假成真，最终变成真性近视。

真性近视：眼轴变长，不可逆，散瞳验光后度数不变。

对于真性近视，目前的医疗手段还无法使眼轴的长度恢复正常。

◎ 假性近视如何干预

抓住黄金逆转期（3~6个月）。

1. 放松睫状肌：每天户外活动≥2小时，阳光下瞳孔自然缩小缓解疲劳；每用眼20分钟看6米（20英尺）外物体20秒（20-20-20法则）。

2. 物理治疗：热敷（40℃左右热毛巾敷眼5分钟/次，每日2次）。

3. 眼球运动训练（上下左右缓慢转动，每次5分钟）。

4. 药物辅助：低浓度0.01%阿托品滴眼液（需医生指导使用）。

◎ 什么情况必须就医

1. 裸眼视力半年内下降≥2行（如从0.8降到0.5）。

2. 出现视物变形、重影或光晕。

3. 近视度数年进展≥75度。

4. 伴有眼痛、头痛或恶心呕吐（警惕青光眼等急症）。

◎ 如何预防小儿近视

● **光环境：在光线充足且柔和的地方学习**

1. 让自然光线垂直书桌射入，光线若过强需使用窗帘遮挡，光线不足时使用灯光补充。

2. 夜间读写使用“双光源”（顶灯+台灯，台灯放在不写字那只手前方），阅读光照 > 300勒克斯。

3. 使用电子产品时，屏幕应该侧对光源，将屏幕调节至眼感舒适的亮度，避免过亮或过暗。

用眼习惯

1. 读写时胸口离桌一拳，眼睛离书本一尺（约33厘米），握笔处离笔尖一寸（约3.3厘米）。

2. 每次近距离用眼20分钟后，要远眺6米（20英尺）以外的地方至少20秒（20-20-20法则）

3. 禁止躺着、走路或在颠簸车内用眼。

生活方式

1. 每天户外活动≥2小时，天气不好可在室内打乒乓球或羽毛球，活动眼肌缓解视疲劳。

2. 限制电子屏幕时间（2岁以下避免，2~5岁每天≤1小时）。

3. 做好眼睛防晒：户外阳光强烈，佩戴防紫外线功能的墨镜；雪地或者大片水面环境时，由于雪面、水面阳光反射强烈也需要佩戴墨镜。

4. 保证充足睡眠：小学生应不少于10小时，初中生应不少于9小时，高中生应不少于8小时。

◎ 角膜塑形镜（OK镜）有用吗

原理：夜间佩戴硬性隐形眼镜，暂时改变角膜曲率，白天获得清晰视力。

效果：可延缓约50%的近视进展。

适用条件：8岁以上，近视度数≤600度，散光≤150度，无眼部炎症。

◎ 近视会遗传吗

遗传风险：父母均近视，孩子近视风险高7倍；单方近视风险高3倍。

防控重点：

1. 遗传高危儿童从3岁起每半年查眼轴长度。

2. 避免过早接触钢琴、乐高等兴趣班。

3. 加强营养，补充DHA、叶黄素及钙质。

◎ 近视后要戴眼镜吗

1.学龄前儿童（3~5岁）：如果已确诊为真性近视，度数≥100度，需佩戴眼镜。

2.学龄儿童（6岁及以上）：确诊为真性近视，度数≥50度，看黑板不清楚，就需佩戴眼镜。

◎ 中医有哪些方法可以调护小儿近视

食疗方

枸杞菊花茶：枸杞5克+菊花3克泡水。有清肝明目的作用。

胡萝卜猪肝粥：胡萝卜50克+猪肝30克煮粥。可以补充维生素A。

南瓜玉米糊：南瓜50克+玉米50克蒸熟加水打成糊。可以补充叶黄素。

蓝莓/樱桃/桑葚/葡萄果汁：相应水果打成果汁。可以补充花青素。

穴位按摩

睛明→攒竹→太阳：用食指指腹从内眼角（睛明）推至眉梢（攒竹），再至太阳穴，循环20次。

注意：眼周按摩前需剪短指甲，使用婴儿润肤油润滑。

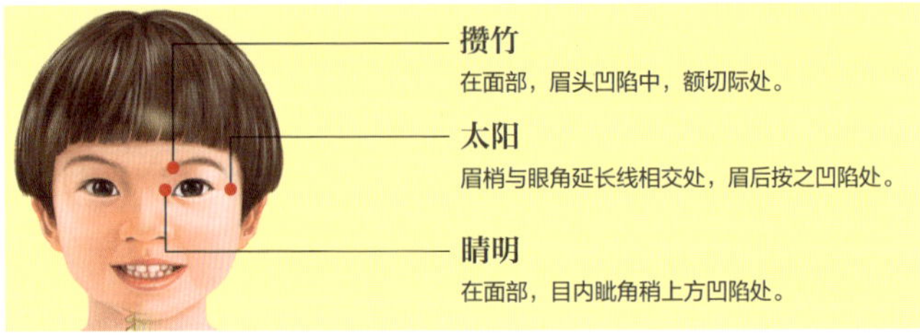

熨目法

双手搓热后空心掌轻覆双眼，每次熨3遍。

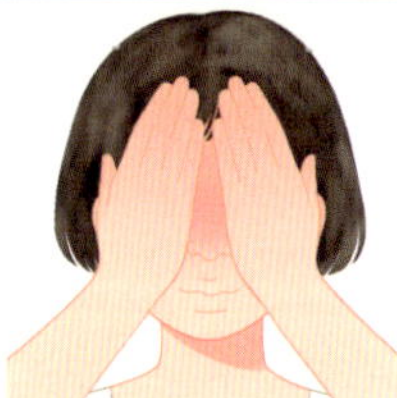

中药熏蒸

清肝明目方

决明子10克+谷精草6克+薄荷3克，煮沸后以蒸汽熏眼（距离30厘米），每日1次。

冷热敷交替法

先热毛巾拧半干，折叠后覆盖双眼（水温以手腕内侧感觉温热不烫为准）1分钟，闭目放松；再用冷毛巾（冷水浸泡或冷藏毛巾）冷敷1分钟，每次热冷交替2~3次即可。

光疗配合

晨光浴眼：晨起闭眼面对朝阳方向，眼皮感受光照5分钟（避直射）。

近视防控是持久战，家长需牢记“一增一减”——增加户外活动，减少持续近距离用眼。将护眼理念融入生活细节：写作业时用计时器培养用眼节奏，周末开展风筝、观鸟等远眺活动，将眼保健操改为亲子互动项目。定期监测眼轴变化（正常儿童年增长≤0.2毫米），假性近视及时干预，真性近视科学矫正。

（陈丽，翟松会，邓辉）

夜啼

孩子夜间哭闹、睡不安稳，俗称“夜啼”，是困扰许多家长的难题。家长需在明确原因后找到相应的解决方案。

◎ 生理性原因（最常见，占60%以上）

● 饥饿或过饱

母乳不足或者辅食添加不够，夜间饥饿易哭闹；婴儿胃容量小，消化力弱，喂养过量导致腹胀不适，也会睡不安稳。

· 解决方案

观察喂养时间与哭闹的关系；

6月龄后的孩子，睡前1小时少量增加稠食（如米粉糊）；

使用防胀气奶瓶减少吞气。

● 尿布潮湿或衣物不适

尿便刺激皮肤或衣物过紧、材质粗糙，引起身体不适。

· 解决方案

及时更换尿布；

选择安全舒适柔软的衣物，松紧适宜。

● 环境因素

室温过高（＞26℃）或过低（＜18℃）、光线过亮、噪音干扰，破坏睡眠节奏。

· 解决方案：温度、光线、音量适宜

温度调节

摸颈背部判断冷热（温暖无汗为佳）；

适宜室温一般20~24℃；

使用恒温睡袋（24~26℃）。

光线管理

安装可调光小夜灯，亮度小于10勒克斯；

使用遮光窗帘（遮光率＞90%）。

音量调节

保持卧室安静，最好低于30分贝。

● 出牙期不适

4~10月龄孩子，牙龈肿胀疼痛常致夜间哭闹，可伴流涎、咬物等表现。

· 解决方案

睡前1小时用冷牙胶啃咬，减少入睡时疼痛。

用硅胶指套牙刷按摩牙龈，减少炎症。

增加白噪音（如吹风机声效），转移对疼痛的注意力。

短暂哭闹时先观察，避免频繁开灯或抱起，以免彻底清醒。

可轻拍后背或哼唱安抚，保持环境昏暗安静。

已添加辅食的宝宝可给冷藏咬咬乐，避免使用苹果块。

● **睡眠周期不成熟：6个月内婴儿常见**

· 解决方案

观察性等待：听到哼唧时先装睡观察1~3分钟，避免过早干预打断自主再次入睡尝试。

渐进式安抚：若哭闹升级，按阶梯式回应：轻声“嘘嘘”→ 轻拍肩膀 → 抱起安抚（停止哭后立刻放回）。

睡眠场景连贯：夜醒时确保环境与入睡时一致（如入睡时用小夜灯，夜醒时不要开大灯）。

引入睡眠联想物：4个月后可引入安抚巾/安抚玩偶，通过触觉刺激辅助再次入睡。

培养自主入睡能力：在宝宝困倦但清醒时放床，减少入睡方式与夜醒期待的落差。用“拍睡”替代抱睡，再过渡到“声音安抚”，最后实现自主入睡。

◎ 病理性原因

主要有以下几种常见原因。

● **肠绞痛/胀气**

多见于3月龄内婴儿，夜间突发剧烈哭闹、腹胀、双腿蜷曲，持续数十分钟后缓解。固定时间哭闹、双腿蜷曲。

· 解决方案

尝试拍嗝、顺时针按摩腹部，或让宝宝趴卧（需清醒时监督）。

● **维生素D缺乏性佝偻病**

维生素D缺乏：多汗、枕秃、颅骨软化；

早期表现为夜惊、多汗、枕秃，因钙磷代谢紊乱导致神经兴奋性增高。

● **其他疾病或不适**

发热/疼痛；

湿疹/瘙痒；

胃食管反流：进食后1小时内哭闹；（平躺时反酸刺激食管）、便秘（腹痛）等，尤其添加辅食后易出现。喂奶后竖抱20分钟，少量多次喂养。

◎ 心理与行为因素

● **缺乏安全感**

分离焦虑（常见于6~18月龄）、环境变化（如换床、陌生房间）导致夜间惊醒。

● **睡眠习惯不良**

白天睡眠过多、睡前过度兴奋（如玩闹、看屏幕）、依赖抱睡/奶睡，易致夜间醒后难自主入睡。

● **情绪问题**

幼儿期因情绪压抑（如受惊吓、家庭争吵），可能通过夜啼表达心理压力。

◎ 中医解决方案

婴幼儿夜啼与中医脏腑理论密切相关，主要涉及心、肝、脾三脏功能失调，同时与胃、肾也有一定关联。

● **心主神明，与精神安定相关**

表现：夜啼突然、烦躁不安、哭声洪亮、易受惊，睡中惊跳，面色发红，小便黄。

病机：心火旺（孕期母亲情绪焦虑/孩子体质偏热）；心神不宁（惊吓、环境刺激过多）。

调理方向：清心降火，安神定志。

食疗方

淡竹叶3克+莲子心1克煮水（6个月以上）。

小儿推拿

清心经：中指掌面从指根向指尖推100次。

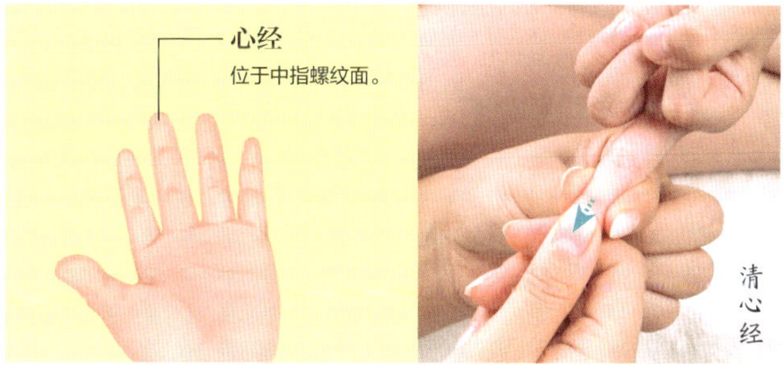

肝主疏泄，与情绪和筋脉相关

表现：睡中惊醒、突然哭闹、声音尖锐、紧抱大人、惊惕不安，伴随握拳蹬腿，面色青白（尤其印堂发青）。

病机：情绪压抑/过度哭闹未安抚导致；高热或惊厥导致肝风内动。

调理方向：疏肝理气，平肝息风。

小儿推拿

平肝经：食指螺纹面从指根向指尖方向推100次；

揉小天心：揉50~100次。

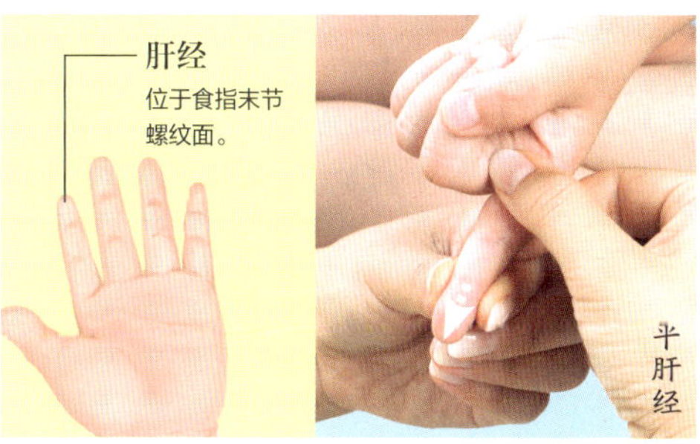

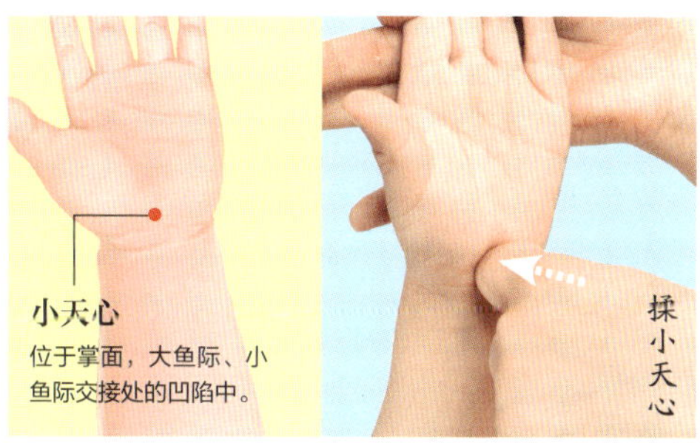

外治

吴茱萸粉+醋调敷脚心（涌泉穴）。

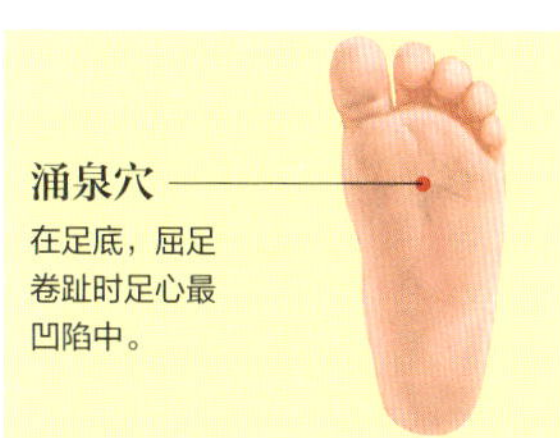

药浴安神方

钩藤10克，蝉蜕6克，灯心草3克，煎水兑入浴盆（38~40℃），睡前30分钟浸泡10分钟。

脾主运化，与消化吸收相关

表现：夜间定时哭闹（多见下半夜），哭声低弱、四肢不温、喜趴睡或按压腹部、大便溏薄及酸臭。

病机：腹部受凉/过度喂养致脾胃虚寒；辅食添加不当致乳食积滞。

调理方向：温中健脾，消食导滞。

小儿推拿

摩腹：顺时针按摩腹部5分钟。

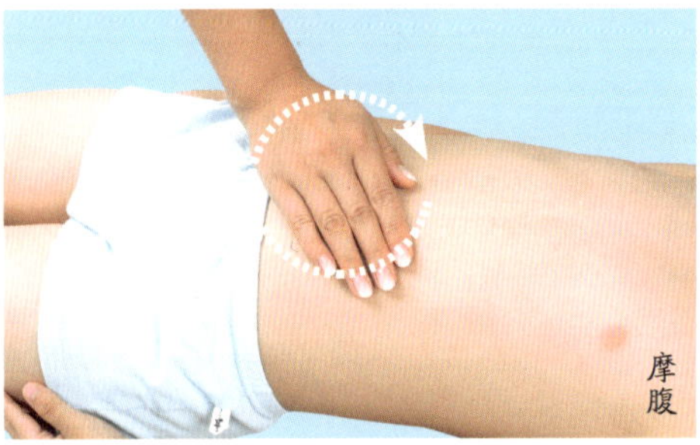

食疗

焦山楂3克+陈皮2克煮水（积食时用）。

热敷

艾叶炒热布包温熨肚脐（注意温度防烫伤）。

胃与脾相表里，主受纳

表现：吃奶后哭闹加重，吐奶频繁，舌苔厚腻。

病机：胃食管反流/胀气致胃不和则卧不安。

应对：哺乳后竖抱拍嗝20分钟；晚餐辅食提前1小时，避免睡前过饱。

小儿推拿

捏脊：每日晨起或睡前从尾椎至大椎提捏，每次5~7遍，刺激督脉和膀胱经，增强脾胃功能，调和气血。

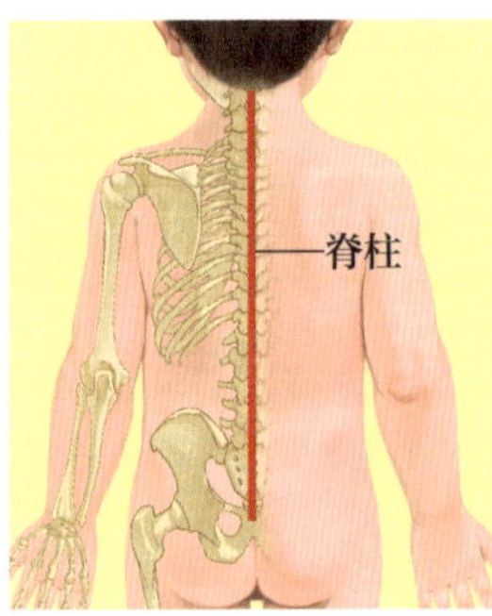

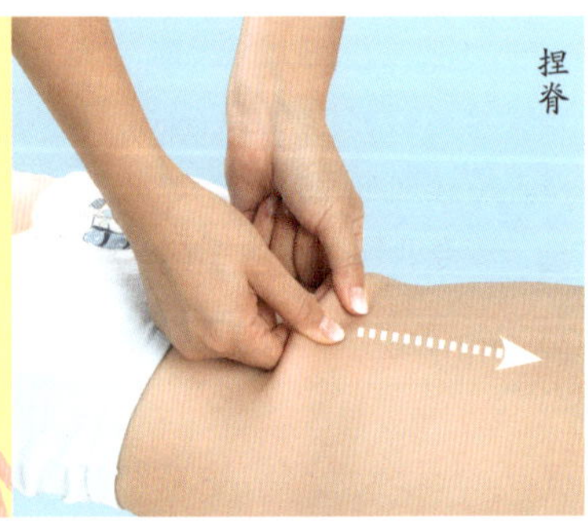

肾主生长发育，与先天体质相关

表现：长期夜啼，哭声低弱，伴随发育迟缓、囟门迟闭。

病机：早产/孕期营养不良致先天肾气不足。

小儿推拿

摩囟门：前发际正中轻摩3分钟（囟门未闭合前建议专业医师操作）。

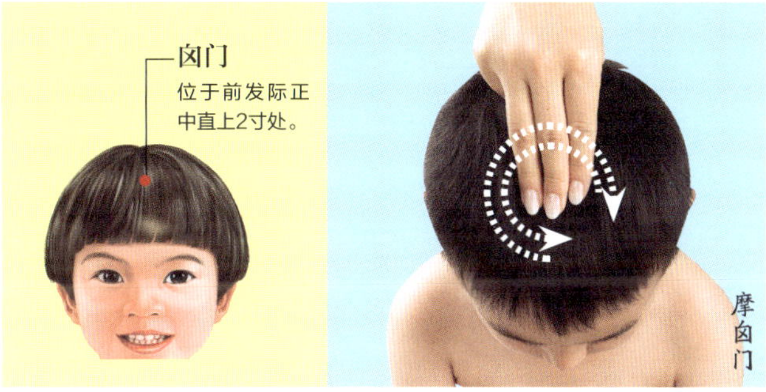

◎ 需立即就诊的情况

1. 持续尖叫式哭泣超过2小时，难以安抚。

2. 哭声尖厉或微弱无力。

3. 哭闹伴随发热、呕吐、血便。

4. 出现皮肤瘀斑或意识改变。

5. 体重增长缓慢或发育迟缓。

注意事项

多数夜啼在6~12个月自然缓解；若夜啼持续超过2周或频繁加重，影响生长发育，建议儿童保健科就诊排查。

◎ 监测与评估

● 有效改善标准

1. 夜醒次数减少50%；

2. 单次哭闹时间<15分钟；

3. 连续3天睡眠总时长增加。

若实施2周无改善，建议就诊儿童睡眠专科。持续夜啼可能提示过敏、神经系统等问题，需专业评估。

（匡红梅，翟松会，邓辉）

汗证

◎ 解读“小汗包”的秘密

● 儿童为何比成人更易出汗

儿童独特的生理构造：单位体表面积汗腺数量是成人的2~3倍，新陈代谢速度较成人快30%，但体温调节中枢尚未发育完善。正常情况下，小儿比成人更容易出汗，尤其是在活动、进食、穿衣过多或环境温度较高时，这种生理性出汗是正常的，有助于调节体温、排泄废物。但当小儿在安静状态下，如静坐、睡眠时，全身或局部出汗过多，甚至汗出不止，且这种情况持续存在，影响到孩子的日常生活和健康时，就属于汗症范畴。

● 需警惕的异常出汗

与场景不符：比如安静状态下（如坐着看书、睡觉时）大量出汗，或天气不热、穿盖适宜时仍频繁出汗。

伴随症状：出汗多的同时，伴有食欲差、体重不增、反复感冒、夜间哭闹、手足心热、口干等。

颜色症状异常：汗液颜色异常（黄如橘子汁）、汗味浓烈如酸腐脾苹果。

◎ 辨证调护四部曲

● 肺卫不固型：漏气的“小气球”

肺主皮毛，司腠理开合，具有宣发卫气、固护肌表的作用。小儿肺气虚弱，卫外不固，肌表疏松，腠理不密，犹如门户没有关好，汗液就容易外泄，从而出现自汗。这类孩子往往体质较弱，容易感冒，面色㿠白，神疲乏力。

识别特征：活动后汗出如雨，头发常湿如刚洗。

生活处方

晨起“小鸟啄米式呼吸法”：用鼻快速短促吸气5次，缓慢呼气5秒。

黄芪小米粥：黄芪10克，纱布包，与小米50克同煮，每周3次。

穴位按摩

足三里：每日按摩5分钟。

肺俞穴：按揉200次/天。

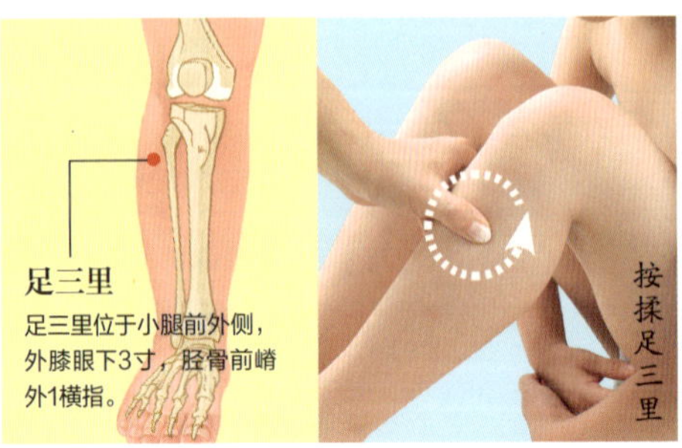

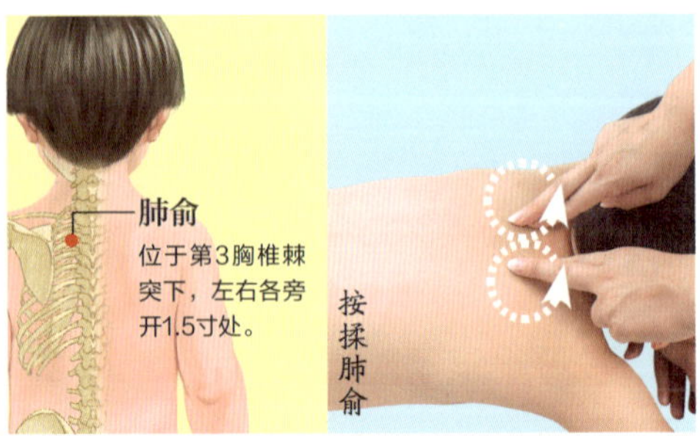

阴虚火旺型：夜晚的“小火炉”

小儿生长发育迅速，对气和阴液的需求较大。若先天禀赋不足，或后天失养，如饮食营养不均衡、久病伤阴、过度劳累等，均可导致气阴亏虚。

典型表现：手足心热、口干、烦躁、睡眠不安、大便偏干、舌红少苔。

饮食调理

银耳百合安神饮：银耳20克+百合10克+去核红枣3枚，隔水炖1小时。

穴位按摩

按摩涌泉穴：睡前用拇指螺纹部按揉足心凹陷处，顺时针100次。

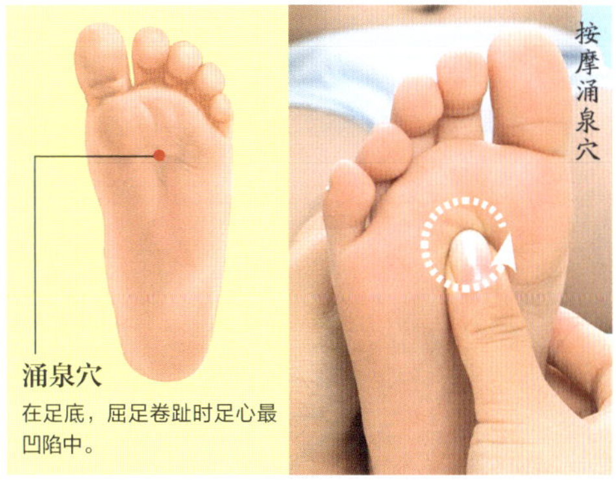

脾胃湿热型：黏腻的“小蒸笼”

小儿饮食不知节制，过食肥甘厚味、辛辣之品，或居住环境潮湿，可导致脾胃运化失常，湿热内生。

辨别要点：伴随口臭、腹胀、大便黏滞不爽、舌苔厚腻（白腻或黄腻）。

饮食调理

三豆饮升级版：赤小豆、绿豆、炒薏米各15克，陈皮3克，煮水代茶。每日1次。

穴位按摩

捏脊：两手沿着脊柱的两旁，用捏法把皮捏起来，边提捏，边向前推进，由尾骶部捏到枕项部，重复3~5遍。

补脾经：由指尖向指根方向直推为补，每次推 100~300 次。可健脾益气，增强脾胃运化功能。

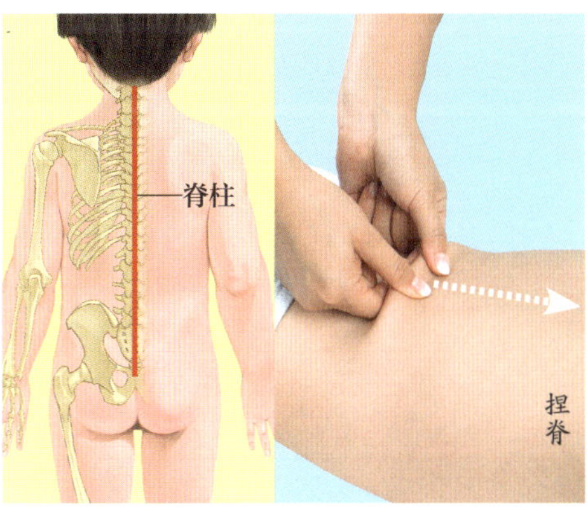

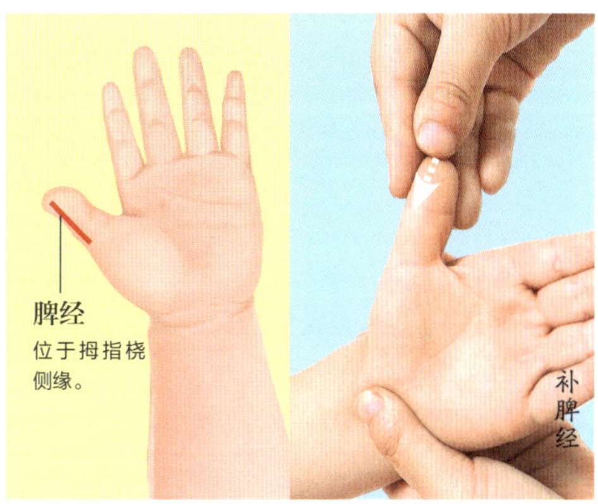

营卫不和型：失调的“温度计”

营气和卫气相互协调，共同维持人体正常的生理功能。营气行于脉中，营养周身；卫气行于脉外，护卫肌表。当小儿受到外邪侵袭，或喂养不当、情志不遂等，可导致营卫失和，卫气不能固护肌表，营气不能内守，营卫之气不能协调运行，汗液失于制约而外泄。表现为自汗或盗汗，汗出遍身，微恶风，容易感冒。

特殊表现：半身汗出或局部多汗。

饮食调理

桂枝汤浴方：桂枝9克+白芍9克+生姜3片+甘草6克，煎汤泡澡，每周1~2次。

穴位按摩

摩腹：掌心贴脐，顺时针36圈，逆时针24圈。

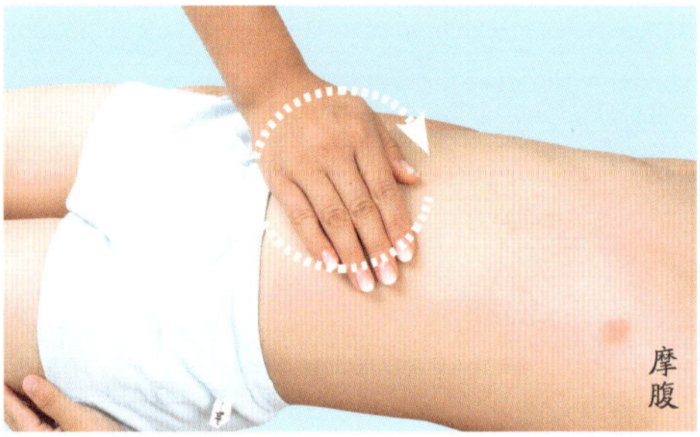

摩腹

◎ 家庭护理黄金法则

衣物选择三原则

鼓励孩子进行适度的户外活动，但要注意避免过度劳累和剧烈运动，以免加重出汗症状。

材质：竹纤维 > 纯棉 > 化纤。

厚度：比成人少半件。

更换频率：出汗后及时更换。

饮食通用原则

补充水分与电解质：多喝温水、稀释果汁（如苹果汁、梨汁），少量多次饮用；出汗多可适当补充米汤、淡盐水，预防脱水。

营养均衡：保证优质蛋白（鸡蛋、牛奶、鱼肉）、维生素（新鲜蔬果）、矿物质（绿叶菜、坚果）摄入，增强体质。

避免刺激性食物：减少辛辣（辣椒、花椒）、温热性食物（羊肉、桂圆）、油炸食品及高糖饮料，防止加重内热或耗气。

一日参考食谱

餐次	餐谱	功能
早餐	山药小米粥 + 蒸蛋羹	健脾益气，易消化。
上午加餐	猕猴桃（1/2个）或鲜榨橙汁	补充维生素与水分。
午餐	清蒸鳕鱼 + 清炒菠菜 + 南瓜米饭	优质蛋白搭配高纤维蔬菜。
下午加餐	百合银耳羹（无糖）	滋阴润燥。
晚餐	冬瓜瘦肉汤 + 白灼菜心 + 馒头	清淡利湿，减轻脾胃负担。

运动处方

推荐“333原则”：

每天3次户外活动。

每次30分钟。

心率控制在130次/分钟以下。

◎ 常见误区

误区一：出汗多就要补钙

真相：单纯多汗与缺钙无必然联系，过度补钙可能引发便秘。

误区二：凉茶可以随便喝

警示：过度使用清凉药物可能导致脾虚，故不建议儿童长期饮用凉茶。

误区三：空调房里不出汗就好

提醒：适度出汗有利于代谢，建议保持26℃适度出汗。

误区四：儿童可以使用成人止汗剂

提醒：绝对禁止！会破坏儿童皮肤酸碱平衡。

误区五：多汗会影响长高

提醒：病理性多汗可能影响，生理性无需担心。

（余切琳，翟松会，邓辉）

鼻泪管堵塞

宝贝泪汪汪，可能是“管道”堵塞惹的祸

如果发现宝贝眼睛里泪汪汪的，有的宝宝不哭也挂着一颗“小金豆”，时不时还有很多黄色的分泌物流出，晨起睁眼时，眼睑常被“眼屎”糊住，这可不是“上火”哦，是鼻泪管堵塞了，需要带宝贝去眼科就诊！

◎ 什么是鼻泪管堵塞

眼泪从泪腺、副泪腺分泌而来，又通过“泪道”流出。这个通道由泪小点、泪小管和泪总管、泪囊、鼻泪管四部分组成，鼻泪管就是这个通道的最下端。日常中泪液由泪腺持续分泌并缓慢流入眼睛，泪液保持着角膜的湿润与透明，多余的泪液自泪道流入鼻腔，并被鼻腔黏膜吸收。

鼻泪管堵塞是眼科常见眼病，是指由于先天或者后天的原因，导致泪道的最下端不通畅或者闭塞，泪液积存，从而导致眼睛流泪增多，甚至发生泪囊炎而出现黄白色分泌物。

对于宝宝们来说，鼻泪管最常见的原因是Hasner瓣膜（鼻泪管末端瓣膜，见下图）开放不全或者闭塞。婴儿出生时鼻泪管下端仍有一黏膜皱襞(Hasner瓣)部分或全部遮盖鼻泪管开口，一般在出生后数月内可自行开通。但有少数孩子封闭的膜状物较厚，或由于鼻泪管部先天性狭窄或鼻中隔畸形，造成泪道阻塞。鼻泪管下端发育不完全，没有完成“管道化”，或留有膜状物阻塞，导致泪液流出不畅，用家长们通俗的话说就是孩子“眼泪汪汪”。

◎ 中医如何认识鼻泪管堵塞

婴儿鼻泪管阻塞属于“漏睛”范畴。可因先天禀赋不足或后天感受风热邪毒侵袭，致窍道闭塞、失于宣通而发。

肾精不充：肾主生长发育，若先天肾精不足（如早产儿），可致五官孔窍发育不全，鼻泪管狭窄或闭锁。

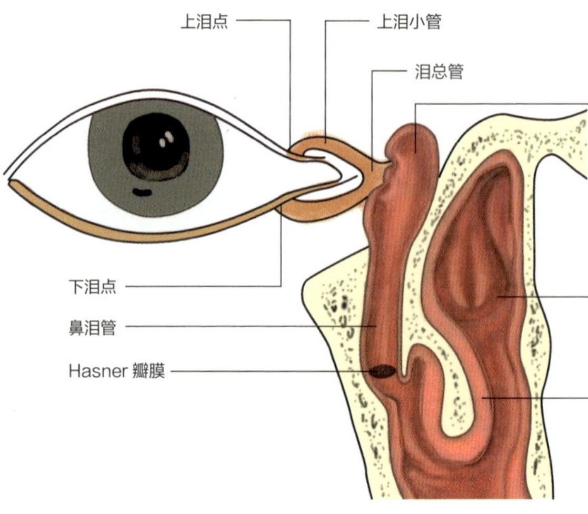

脾胃湿热：妈妈孕期嗜食辛辣或哺乳不当或饮食积滞，脾胃运化失职，湿热内生，上蒸目眦，可导致宝宝眼眵增多、泪液黏浊。

感受风热邪毒侵袭：胎产之时、出生之后，宝宝感受风热邪毒，毒邪搏结于内眦部，侵犯患儿泪道，使眼、鼻两窍窍道闭塞，失于宣通而致病。

◎ 鼻泪管堵塞会有什么危害

1. 主要症状为溢泪：这就是俗话说的泪眼汪汪（溢泪）；如果出现急性感染可出现急性泪囊炎（鼻根部出现脓肿），眶蜂窝织炎。

2. 长期泪道会导致慢性结膜炎、泪囊炎：表现为间歇性反复出现黄白色或黄绿色分泌乳物；同时因小儿面部皮肤娇嫩，而眼周皮肤最为薄弱，长期泪水刺激眼周皮肤会出现红疹、瘙痒，导致睑皮肤湿疹。

◎ 治疗和护理

● 对症处理

溢泪明显者用消毒棉签擦拭眼周泪水，减少眼周皮肤湿疹的发生；持续出现黄色分泌物者，使用抗生素滴眼液及眼膏。

● 保守治疗

因有一定的自愈性，所以首先应充分保守治疗，促进瓣膜开放，家长日常可做泪道按摩和泪道冲洗。

泪道按摩

对于10个月内的宝宝，可以通过在家中自行泪囊按摩来促进Hasner瓣膜开放。

操作方法：按摩前，家长要清洁双手(勿留指甲)。接下来，用食指指腹在鼻根部先向眼部方向挤脓液，然后，在鼻根部位置"由上往下"用力滑动按压(下图)。每次10遍左右，每天2~4次，每次按压2~3秒就行，大家根据孩子耐受情况按压就行了，不用太较真)，这有助于促进Hasner瓣膜开放,同时排出泪囊中潴留的泪液及分泌物，减轻感染症状。

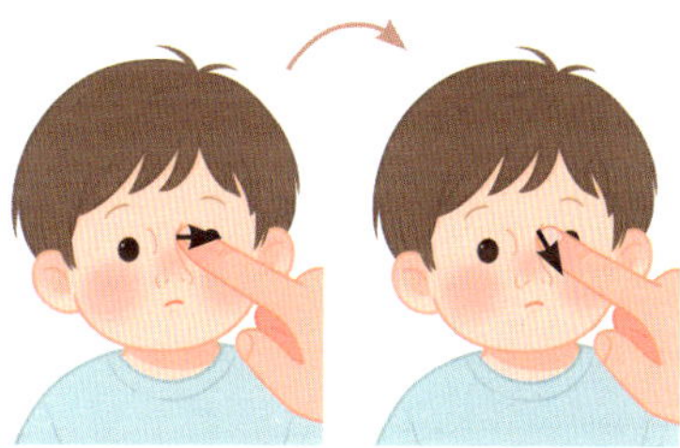

泪道冲洗

对于按摩效果不佳（按摩一段时候溢泪及结膜炎症状无改善）的患儿，在足月儿3月龄后即可行泪道冲洗，但一定是方法正确，如效果不好，建议及时停止。

● 手术治疗

1. 大部分先天性hasner瓣阻塞可以在出生后4~6周开放，所以对于6个月以下的宝宝，有脓性分泌物或合并结膜炎宝宝先进行保守治疗，如泪囊按摩及局部抗生素滴眼液滴眼，对于有明显眼部并发症或合并急性泪囊炎的宝宝，可进行手术治疗。

2. 对于泪囊按摩无效的宝宝，目前首次泪道探通手术时间推荐在6月龄以后。对于1岁以上的初诊患儿，泪道探通术为首选治疗方法。随着年龄的增长，治愈率逐渐下降。

3. 泪道置管术常用于泪道探通术失败及复杂性鼻泪管阻塞的宝宝和大龄宝宝。

4. 对于经过泪囊按摩、泪道探通或泪道置管无效的宝宝，以及鼻泪管骨性阻塞或合并其他发育异常而无法实施上述治疗的宝宝，在条件允许时，建议在鼻内镜下行微创手术治疗。

◎ 中医小妙招

小儿推拿手法在鼻泪管堵塞的治疗中因安全方便而适用。

按摩

按摩泪囊区： 泪囊区在内眼角与鼻梁间的凹陷处。食指指腹轻压泪囊区，垂直向下推至鼻翼（自山根到迎香成一线，模拟泪液流向）。

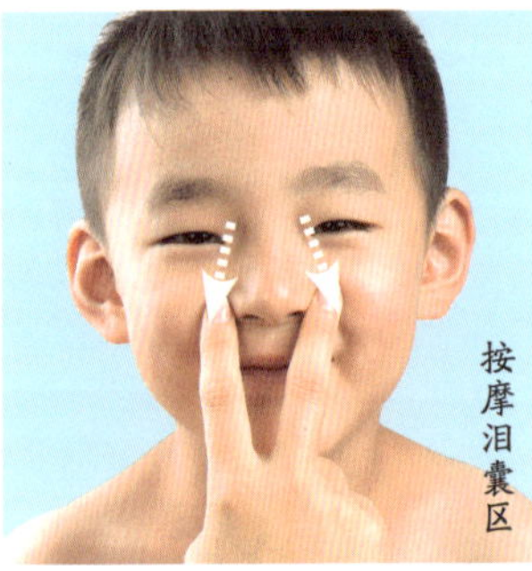

按压睛明、攒竹等眼周腧穴： 疏通经络、调理局部气血。

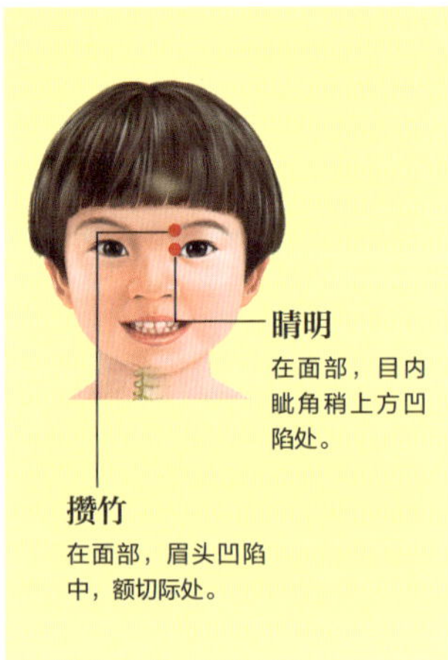

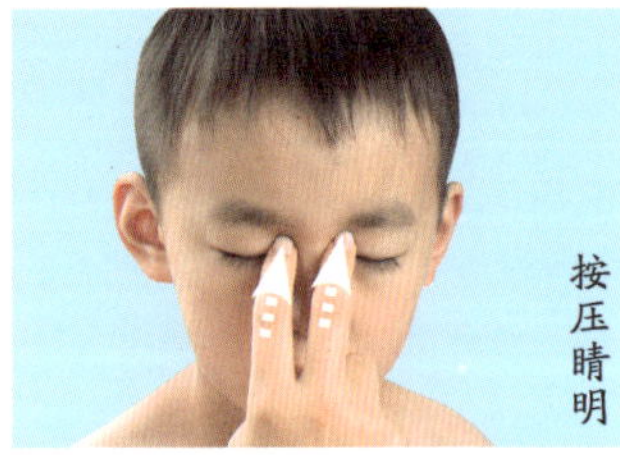

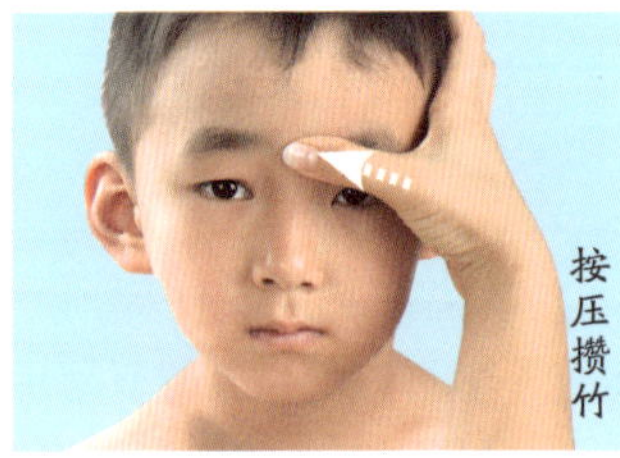

开天门、推坎宫： 调节头面部气血，减轻眼周肿胀。

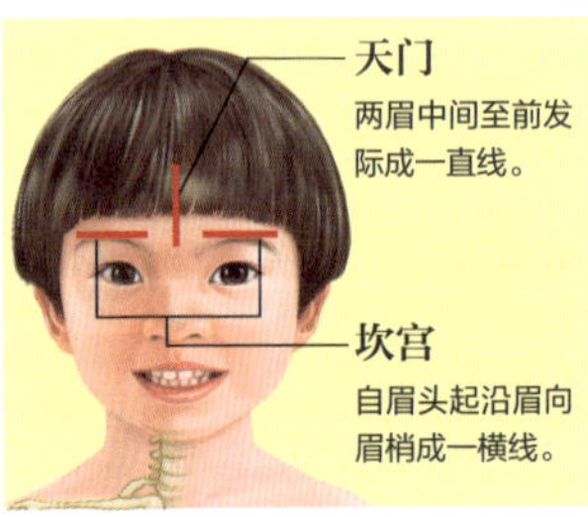

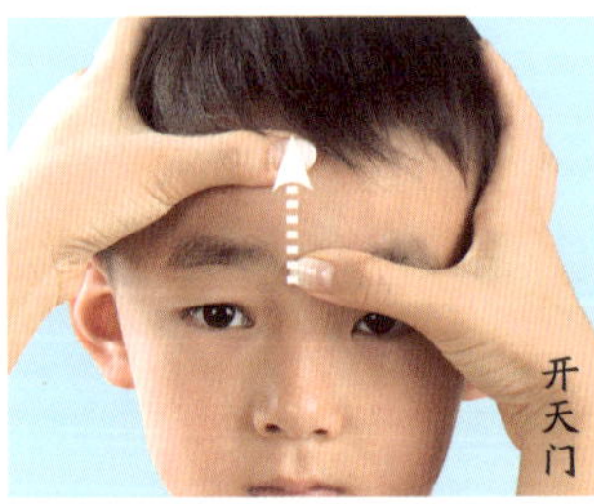

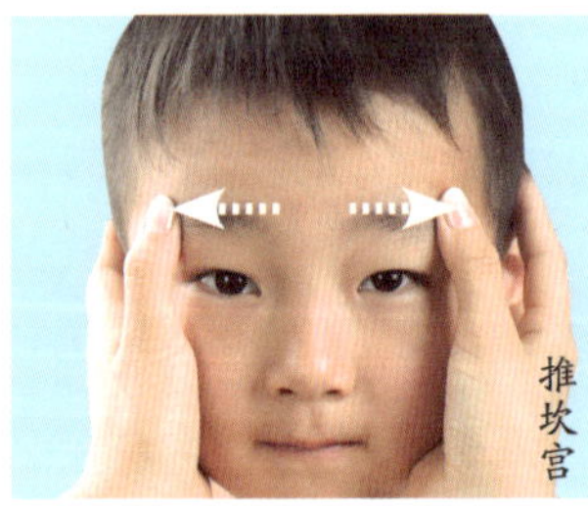

揉迎香： 通鼻窍，通过鼻腔-泪管反射促进开放。

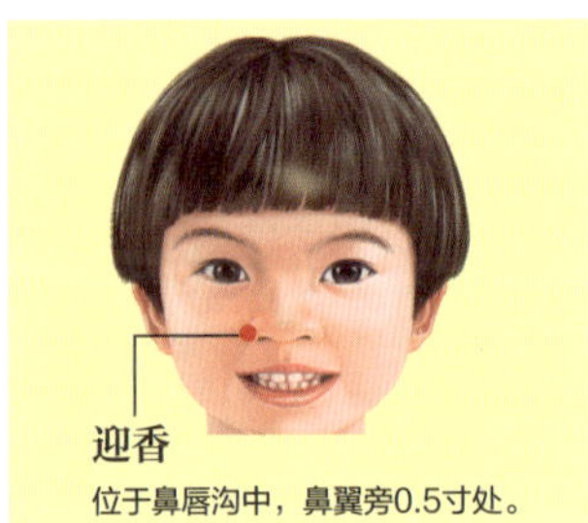

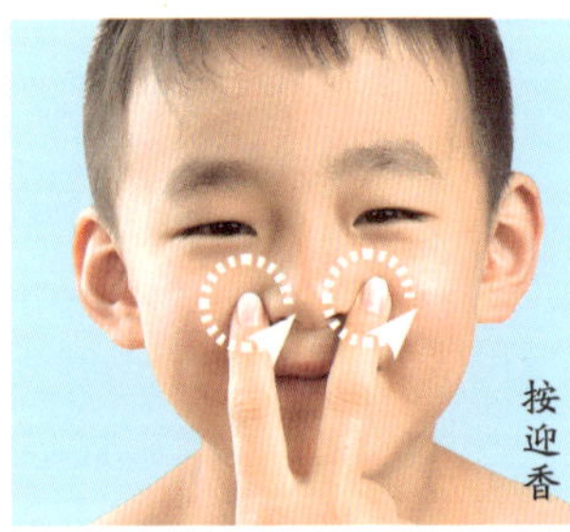

振按-推按手法组合：一手卡于小儿头颅，固定面部，另一手小指指腹置于目内眦振按，每振按2~3秒放开，再振按，10次左右；继则按于泪囊区域，上、下推按（并无滑动）5次左右；最后手指涂少许润滑油，沿鼻旁上下擦数次。推拿时小儿多有哭闹，哭闹有利于泪道通畅。

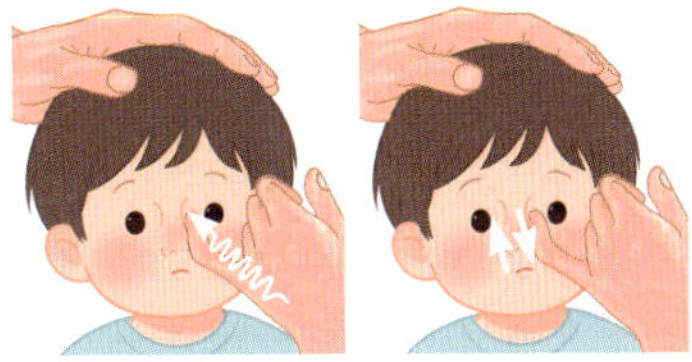

注意事项

推拿时应注意固定面颊，小儿太小不合作，操作时常偏移头部，固定不好易发生意外。推拿力度虽重，但可通过增大指腹面积减小压力，多用小指指腹而非小指端。推拿时，特别是向上(泪小点)振按与推按多有脓液溢出，此为正常现象，推拿后可用生理盐水冲洗。如经1~3次(每天1次)推拿不能缓解，可转眼科处置。

中药熏洗-热敷疗法

金银花、菊花、蒲公英等清热解毒中药煎汤，过滤后用热气熏蒸眼部，待温度适宜后以棉签蘸取擦拭分泌物。温毛巾热敷内眦及鼻梁两侧，每次5分钟，促进局部血液循环。

◎ 日常护理防堵塞

1. 清洁护理，防感染：用干净棉球或纱布蘸温开水（或淡盐水），从内眼角（鼻侧）向外轻轻擦拭分泌物，每日2~3次。

2. 饮食调节：哺乳期母亲/辅食婴儿避免辛辣油腻，减少脾胃湿热。

3. 避免过度包裹导致体温过高（可能加重分泌物）。

（李莉，翟松会，邓辉）

儿童多动综合征、抽动障碍 “小叛逆”的真与假

家长和老师遇到小朋友小动作多、话多，注意力不集中、容易走神、学习成绩也差时，可能会觉得小朋友太调皮了。其实还有一种可能是小朋友生病了，他们中有相当一部分正在与一种名为“注意缺陷多动障碍”（ADHD，俗称多动症）的神经发育问题作斗争。

◎ 什么是多动症

多动症是一种常见的神经发育障碍，主要表现为：

1. 注意力不集中（如容易分心、丢三落四、做事心不在焉）；

2. 过度活跃（如坐不住、话多）；

3. 行为冲动（如喜欢插话、难以等待、常常破坏游戏规则）。

这些症状会影响孩子的学习、社交，甚至成年后的工作和生活。

关键点：

不是“调皮”或“懒惰”，而是大脑发育的差异。

全球约6%~7%的儿童和2%~3%的成年人患有多动症。

◎ 多动症是遗传的吗

是的，遗传因素占很大比例。

研究发现，多动症的遗传度高达76%，如果父母或近亲有多动症，孩子患病风险更高。但环境因素也很重要，比如：

孕期风险：母亲吸烟、饮酒、接触铅等毒素。

出生后因素：早产、低体重、家庭压力大等。

简单说：基因和环境共同影响，不是单一原因导致的。

◎ 活泼好动就是多动症吗

多动主要的特点是不适当且不能自我控制的活动。

普通好动：能控制自己，该静的时候能静下来。

多动症：不是不想安静，是根本停不下来，像被无形的手操控着。

有些情况下小朋友会表现出暂时的好动，如学习内容太难、太简单或是太无趣，也会导致孩子注意力不集中。还有很多其他疾病也会表现出多动，只有排除了其他疾病，我们才会考虑多动症。

◎ 如何诊断多动症

诊断多动症需要专业评估，包括：

医生问诊：了解症状是否持续6个月以上，是否影响学习和社交。

行为量表：一般由家长和老师填写。

心理测试：测智商、记忆力、注意力。

排除其他疾病：如贫血、甲亢、焦虑症等。

◎ 多动症长大自然就好了吗

有很大一部分人认为多动症只是小孩子

的问题，无关紧要，仅仅是天性，随着年纪增长会自动减轻甚至自愈，其实这是一个很大的误区。多动症患者并不会自愈，约50%患儿症状会持续到成年。

◎ 如何治疗

多动症的治疗的目标是缓解核心症状，最大限度改善功能损害，提高生活、学习和社交能力，让小朋友更加适应学习、生活。

4~6岁多动症患儿首选非药物治疗；6岁以后采用药物治疗和非药物治疗相结合的综合治疗，以帮助患儿以较低用药剂量达到最佳疗效。

◎ 有哪些非药物治疗

行为干预非常重要！

● 父母培训

1.不贴标签：不说“你怎么这么不听话”，而是说“我们一起想办法”。

2.拆解任务：把“整理书包”分成小步骤，如先收课本，再收铅笔盒。

3.正向激励：及时表扬具体行为，如“今天作业写了30分钟，很棒！”

● 学校配合

老师可通过调整座位、拆分任务帮助孩子集中注意力。

● 执行功能训练

在医生指导下家长带领孩子通过游戏锻炼计划能力，如“汉诺塔”游戏。

生活建议：规律作息，减少电子屏幕时间。运动（如游泳、篮球）能释放多余精力，改善注意力。

◎ 中医有哪些治疗方法

除了中药汤剂，中成药具有方便携带、依从性高，量效可控的优点。常用的有静灵口服液、精苓口服液、小儿智力糖浆、小儿黄龙颗粒、多动宁胶囊等。

中医针灸、推拿、耳穴贴敷等也有很好的疗效。

记住：多动症不是孩子的错，家长的理解和支持是关键！多动症是一种可管理的神经发育问题，需要医学评估、科学治疗和家庭社会的包容。早发现、早干预，孩子完全可以拥有精彩的人生！

（何谦，翟松会，邓辉）

脊柱侧弯

让孩子“挺直腰板”

◎ 脊柱侧弯有多可怕

如果从背后看，正常脊柱应该像垂直线一样直，而侧弯的脊柱则可能呈现“C”形或“S”形弯曲。

在我国，青少年脊柱侧弯的发病率为2%~3%，女孩比男孩更容易发生。轻度的脊柱侧弯可能只是影响美观，但如果不加干预，随着孩子生长发育，可能会逐渐加重，导致：

肩膀一高一低；

背部隆起不对称；

骨盆倾斜；

严重时甚至影响心肺功能。

◎ 如何早期发现孩子脊柱问题

记住这个简单的家庭自检方法：一看二摸三弯腰。

一看：让孩子自然站立，从背后观察：

双肩是否等高？

肩胛骨是否对称？

腰部两侧曲线是否一致？

二摸：用手指沿孩子脊柱从上往下摸，感受是否是一条直线。

三弯腰：让孩子向前弯腰90度，观察背部是否有一侧隆起？

如果发现异常，建议及时带孩子到儿童保健科或骨科就诊。

◎ 日常六大预防妙招

1. 书包不是越“潮”越好：单肩包、手提包虽然时尚，但会导致孩子不自觉地抬高一边肩膀。建议使用双肩背包，并且要调整好肩带长度，让书包紧贴背部。

2. 学习姿势口诀：头正、身直、臂开、足安。

3. 电子产品使用要节制：避免长时间低头玩手机、平板，每30分钟要起身活动。

4. 睡姿有讲究：不要总是固定一侧睡，枕头高度要适中（一般与肩同高）。

5. 营养要均衡：保证足够的钙和维生素D摄入，多晒太阳，促进骨骼健康发育。

6. 运动是最好的预防：特别推荐游泳（尤其是蛙泳）、引体向上、篮球等伸展性运动。避免长期进行单侧发力的运动（如羽毛球、乒乓球）而不注意平衡。

◎ 已经发现侧弯怎么办

如果医生确诊孩子有脊柱侧弯，先别慌！根据严重程度有不同的干预方法：

轻度（Cobb角<20°）：以观察和运动矫正为主，可以尝试游泳、普拉提等。

中度（20°<Cobb角<40°）：可能需要佩戴矫形支具，每天至少佩戴16~20小时。

重度（Cobb角>40°）：可能需要考虑手术治疗。

温馨提示

市面上有些所谓的“脊柱矫正器”“矫形按摩”等，效果缺乏科学依据，建议在专业医生指导下进行治疗。

◎ 两个简单有效的家庭锻炼方法

靠墙站立训练

每天饭后让孩子靠墙站立10分钟，后脑勺、肩胛骨、臀部、小腿肚、脚跟五点贴墙，收下巴，腹部微收。

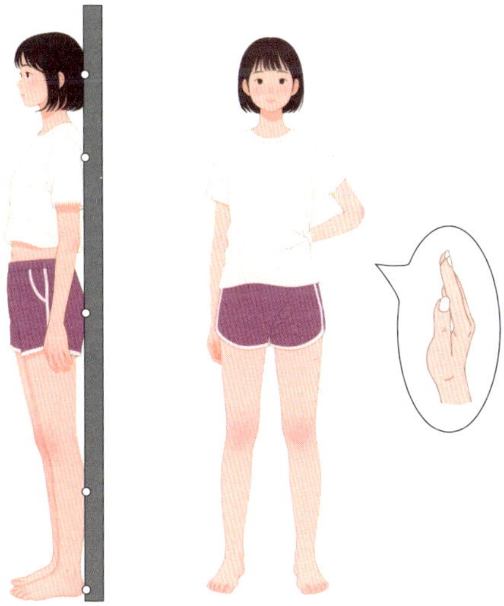

小燕飞

俯卧床上，双手背后，用力挺胸抬头，使头胸离开床面，同时膝关节伸直，双腿用力向上抬起，持续5~10秒，重复10次。

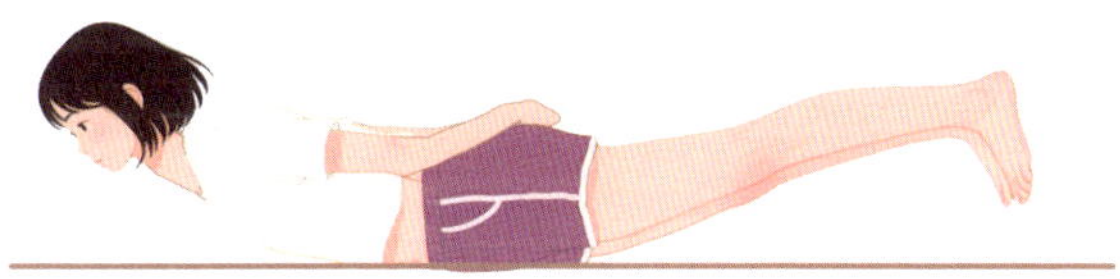

预防脊柱侧弯，关键在平时。希望每位家长都能成为孩子脊柱健康的守护者，让孩子们真正挺直腰板，自信成长！

（高畅，翟松会，邓辉）

桡骨头半脱位

玩耍拉扯得注意，小心桡骨头半脱位

桡骨头半脱位，俗称“牵拉肘”、“脱臼”，是儿童常见的肘部损伤之一。多发于1~4岁幼儿。

◎ 哪些动作易导致发生桡骨头半脱位

● **突然牵拉手臂**

家长带着孩子嬉戏玩耍、牵拉着上下楼梯、拉拽哭闹的孩子或避免摔倒时突然用力向上牵拉小孩手腕。

● **粗暴穿脱衣服**

家长帮孩子穿衣服时用力把手臂往上拉，粗暴抽拉袖口或扭转孩子手臂。

● **玩耍意外跌倒**

孩子在玩耍、翻滚、跌倒过程中上肢被压在身体下方。

◎ 哪些表现可能提示桡骨头半脱位

● **突然哭闹**

牵拉突然发生时的疼痛会让孩子瞬间哭闹，同时牵拉者在牵拉时可能会听到肘部弹响。

● **姿势异常**

患侧手臂下垂、前臂轻度旋前，肘部微屈不敢伸直，通常孩子会抱着受伤的上肢或紧紧夹在身体的一边不愿活动，尤其是不肯做手臂上举或旋转的动作。

● **活动受限**

无法抬手抓物，拒绝触碰肘部。因为疼痛会拒绝活动或患肢，并且不许他人触碰手臂。

尝试让孩子伸手拿东西，若抗拒且手臂下垂不动，需高度怀疑桡骨头半脱位。

◎ 发现脱位后家长应该怎么做

● **安抚孩子情绪，临时固定患肢**

家长保持冷静，安抚好孩子情绪，不要勉强孩子去活动其受伤关节，以免增加或引发二次创伤。用围巾、三角巾或软布将患肢自然悬吊在胸前，减少晃动。固定后用毛巾包裹冰块冰敷，冰敷时间在10~15分钟，局部冰敷可以收缩血管，减轻组织炎症，有助于缓解疼痛。

● **切勿自行复位！尽早到医院诊治**

发生肘部脱位，家长千万不能自行复位。尽早到医院就诊。

◎复位后家庭护理

● **制动5~7天**

复位后关节虽然已经恢复到原来的位置，可受伤的韧带以及周围的组织需要时间修复愈合，因此也可用三角巾悬吊前臂5~7天。在此期间，注意不要让孩子进行过度的活动，家长为患儿穿脱衣物时多注意，避免牵拉患儿，以防再脱位。如果有多次脱位经历，就需要在复位后用石膏或支具固定1个月，以免再次发生关节脱位而形成习惯性脱位。

注意观察孩子反应

复位后1~2小时内，孩子应能自如抬手、抓握物品，若仍活动受限，需复查。若复位后仍持续疼痛或肘关节肿胀淤青非常明显，应立刻去医院复诊摄片检查排除骨折可能，以免耽误诊治。

◎ 如何避免桡骨头半脱位

避免桡骨头半脱位预防是关键，而预防的重点主要是让家长学会正确的牵、拉孩子的方式。

牵拉姿势

家长在牵着小孩的过程中应注意不要让小孩的手臂过于伸直，家长可以微微弯腰稍微向孩子这边倾斜，以防止孩子上肢被完全拉直，让孩子的手保持水平或倾斜的辅助牵拉，减少手臂的拉力，为其提供足够的意外缓冲保护。家长在与孩子嬉闹、上下台阶时，或行走遇到障碍物时，避免牵拉双手悬空身体、旋转等剧烈拖拽动作，最好一起牵住手腕，起到一定保护作用。

牵拉力度

在牵孩子的过程中要保持一定的力度，切记不要过分用力牵拉或突然用力牵拉，牵拉中尤其注意不要旋转小孩的胳膊。在上下台阶的过程中，家长应注意放慢脚步，尽量不牵拉孩子的胳膊，起到辅助作用即可。如果需要牵拉孩子的胳膊，可以抓住小孩肘关节以上的部位，同时双侧用力。穿脱衣时，往往需要举起孩子的胳膊，这时应注意不要用力以及旋转，动作宜缓慢轻柔，可以让孩子自己伸手或举起胳膊，切不可在孩子不配合时强力进行。

牵拉速度

家长切忌一把拉起坐在地上的孩子，正确的做法应该是将孩子抱起而不是拉起来。当孩子在前面跑，父母发现危险因素想要制止时，不能试图站在原地用力拽孩子，应该先跟着小跑几步，提供足够缓冲。

（罗婕，翟松会，邓辉）

第三章

中医小妙招，育儿更轻松

随着生活水平的不断提高，

家长朋友们对于儿童身体健康及日常保健越来越重视，

尤其对于小儿患病，

父母都希望孩子能少受药物伤害，

能使用一些无副作用的疗法，

让孩子健康成长。

第一节 揉揉按按，爱的抚触

小儿推拿是一种安全、有效、无痛苦的外治方法，通过刺激特定穴位和经络，能帮助调理孩子体质，缓解不适，促进健康。今天教大家四种常用的家庭保健推拿法。

健脾推拿法——改善孩子食欲不振

◎ 目标

增强脾胃运化功能，改善胃口差、消化不良、面色萎黄、大便不调（过稀或干结）等问题。

◎ 核心穴位与手法

补脾经

孩子大拇指屈曲，家长用拇指指腹，从孩子大拇指指尖向指根方向直推。约100~300次。可健脾益气，增进食欲。

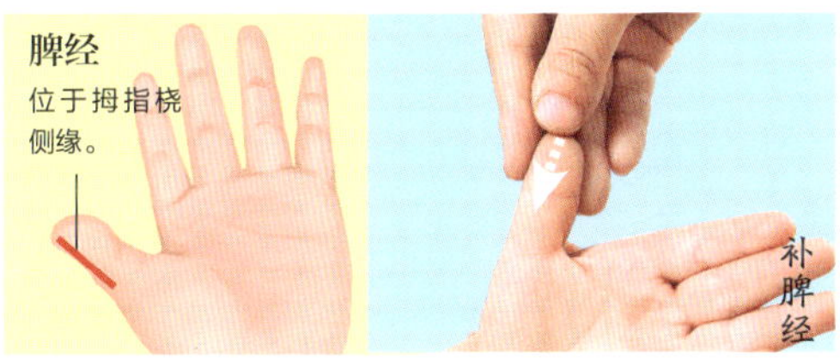

揉板门

家长用拇指指端按揉此处，100~300次。可健脾和胃，消食化滞，被称为“脾胃之门”。

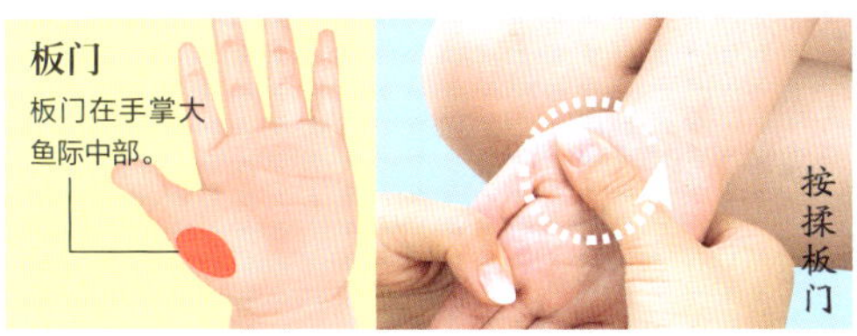

摩腹

家长用手掌掌面或四指指腹，以肚脐为中心，顺时针方向做环形抚摩。动作要轻柔、缓慢、渗透，2~5分钟。可调理肠胃，促进消化吸收。

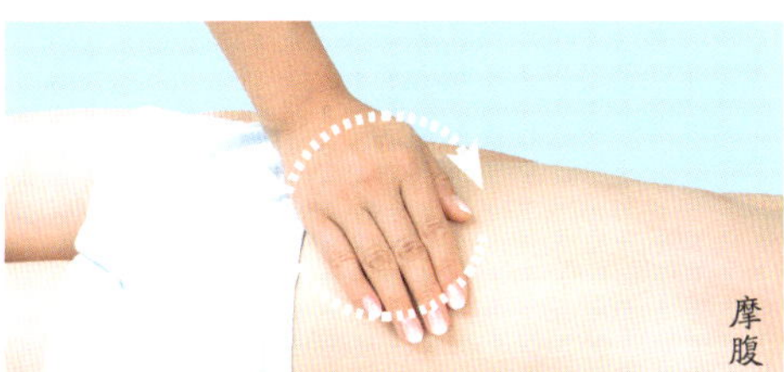

按揉足三里

家长用拇指指端按揉此穴，50~100次。可强壮要穴，健脾胃，补中益气。

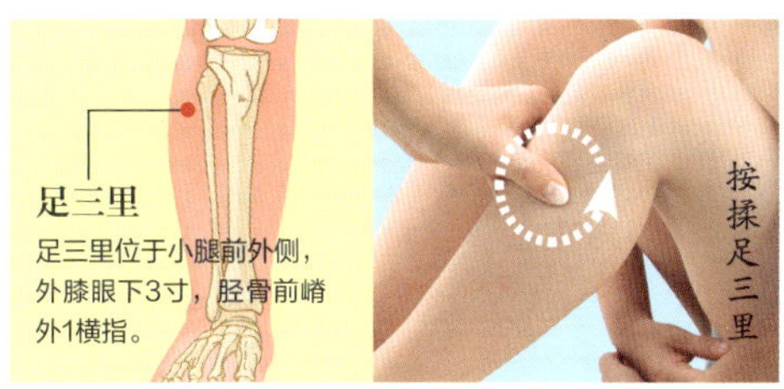

操作频率： 建议每个穴位每天各操作1次，餐后1小时进行为宜。持续1~2周观察效果。

特别提醒

操作前确保双手温暖。摩腹时避开肚脐。观察孩子反应，若哭闹抗拒则暂停。

补肺推拿法——增强孩子免疫力

◎ 目标

补益肺气，固表卫外，增强抵抗力，减少感冒、咳嗽、过敏性鼻炎等呼吸系统问题。

◎ 核心穴位与手法

补肺经

家长用拇指指腹，从孩子无名指指尖向指根方向直推，100~300次。可补益肺气。

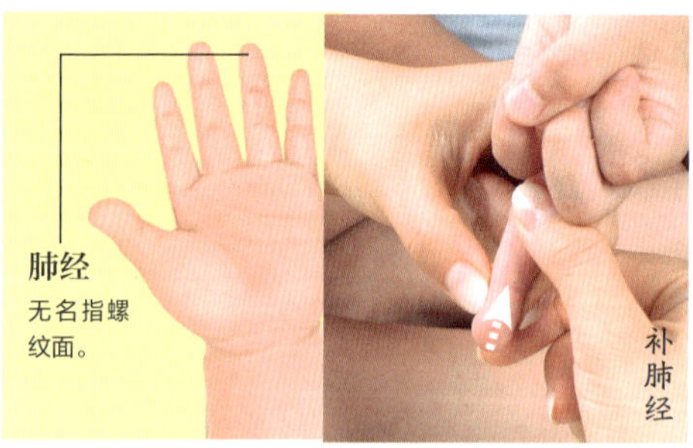

揉膻中

家长用中指指端或拇指指腹按揉此穴，100~300次。可宽胸理气，止咳化痰。

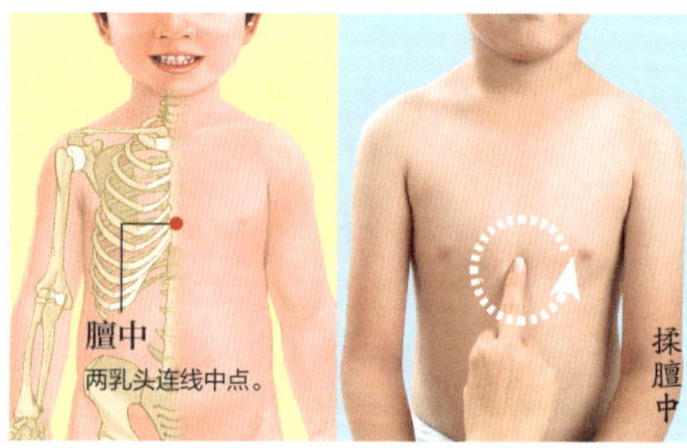

分推肩胛骨

家长双手拇指指腹分别放在孩子脊柱两侧肩胛骨内侧缘上端，沿肩胛骨内侧缘同时向下、向外分推至肩胛下角，约100次。可宣肺止咳，化痰，增强肺功能。

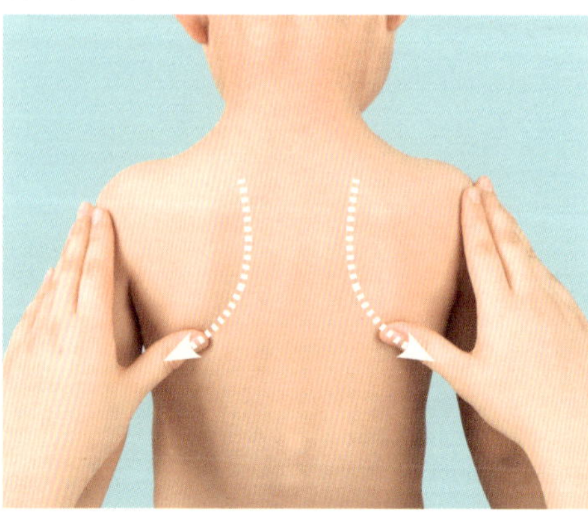

捏脊

让孩子俯卧，背部放松。家长双手拇指指腹与食指、中指指腹相对（或拇指指腹与屈曲的食指中节桡侧相对），捏起脊柱旁皮肤，从下向上（尾椎→颈椎）边捏边提边捻动，连续操作3~5遍。最后1~2遍时，每捏3下将皮肤向上提一下（“捏三提一”）。可调和阴阳，疏通经络，理气血，和脏腑，培元气，强身健体，提高免疫力。

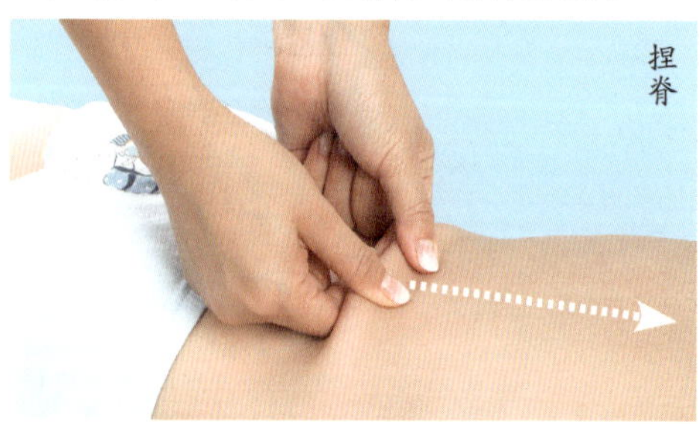

操作频率：建议每个穴位每天各操作1次，尤其是捏脊，可长期坚持作为保健。感冒咳嗽期间也可做（手法更轻柔）。

特别提醒

擦肩胛骨时注意力度和速度，避免擦伤。捏脊最好在晨起或睡前空腹时做。皮肤有破损或感染时勿做。

补肾推拿法——助力孩子生长发育

◎ 目标

补肾益精，强筋健骨，促进生长发育，改善遗尿、尿频、五迟五软（发育迟缓）、胆小易惊等。

◎ 核心穴位与手法

补肾经

家长用拇指指腹，从孩子小指指尖向指根方向直推，100~200次。可补肾益脑，温养下元。

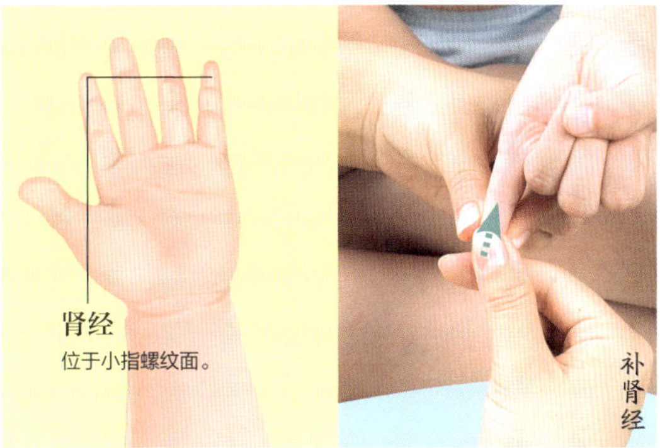

揉二人上马

家长用拇指指端按揉此穴，100~200次。可滋阴补肾，顺气散结，利水通淋，安神。

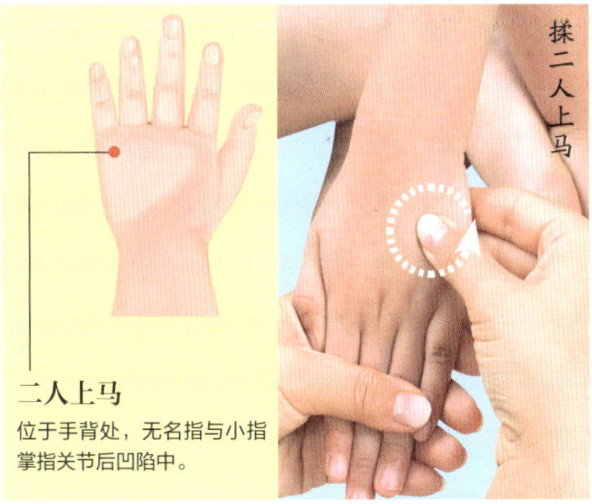

揉涌泉

家长用拇指指腹按揉此穴，100~200次。可稍用力。可滋肾阴，引火归元，安神助眠。

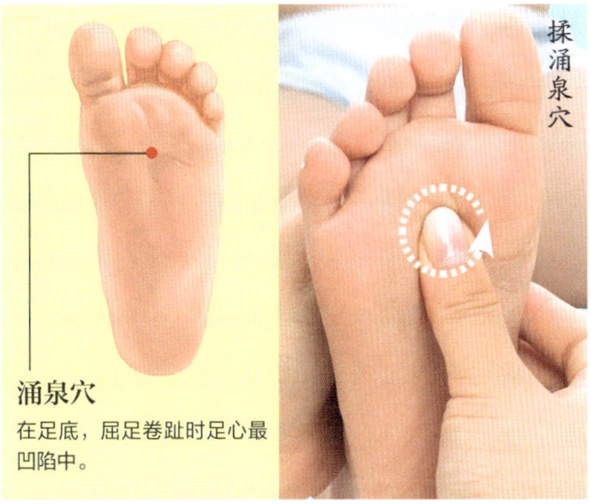

按揉肾俞

家长用双手拇指指腹同时按揉两侧肾俞穴，50~100次。以局部温热为度，避免损伤皮肤。可温补肾阳，强腰健骨。

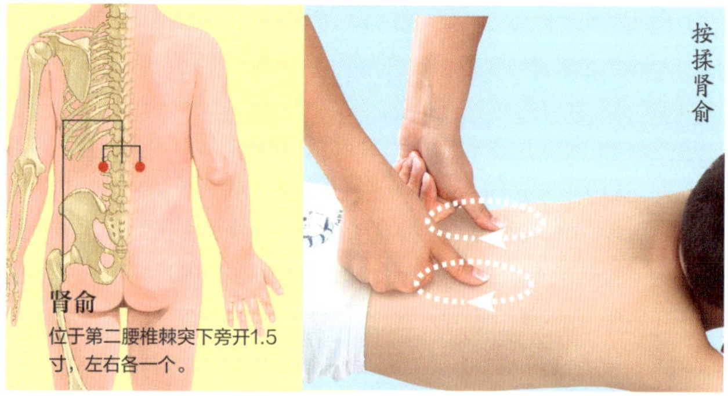

建议每个穴位每天各操作1次，可长期坚持。

疏肝养心推拿法——缓解孩子情绪

◎ 目标

疏肝解郁，清心除烦，安神定志，改善孩子烦躁易怒、爱哭闹、胆小易惊、入睡困难、夜啼、注意力不集中等问题。

◎ 核心穴位与手法

清肝经

家长用拇指指腹，从孩子食指指根向指尖方向直推。约100~300次。可平肝泻火，熄风镇惊，解郁除烦。

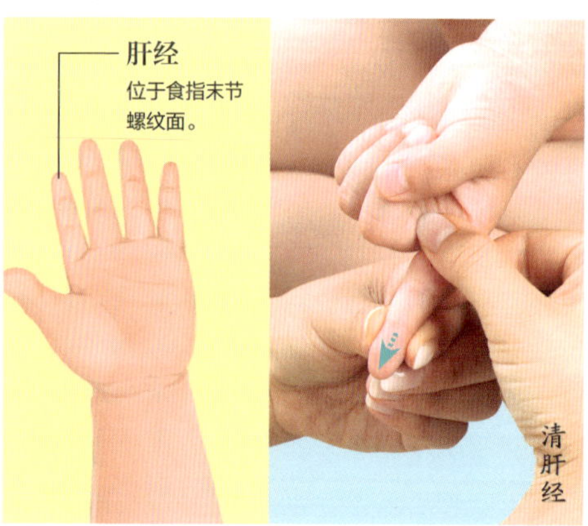

清心经

家长用拇指指腹，从孩子中指指根向指尖方向直推。约100~300次。可清热泻火，养心安神。

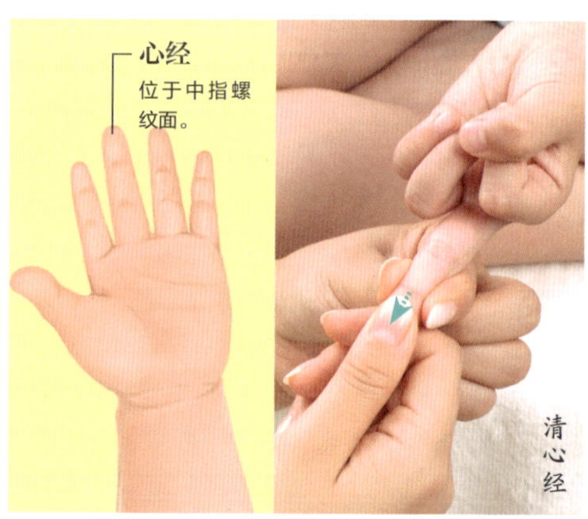

捣小天心

家长用中指指端或屈曲的食指指间关节（弯曲食指，用指间关节背侧）轻轻叩击此穴。约50~100次。可镇静安神，清心除烦，通窍散结。是安神要穴。

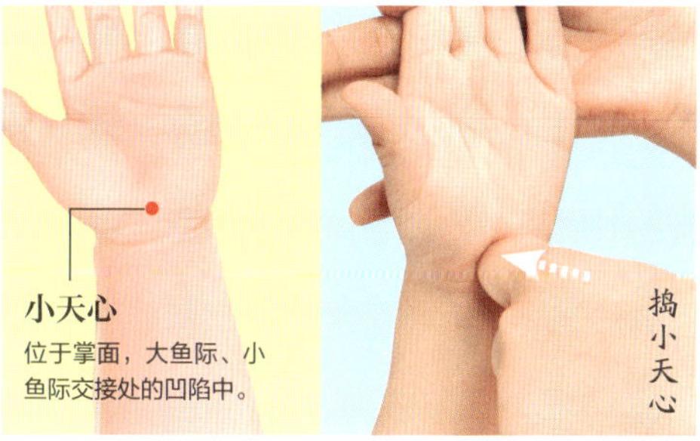

摩囟门（轻柔）

家长用手掌掌面轻轻覆盖在囟门上，做顺时针环形抚摩。动作极其轻柔，仅轻微接触皮肤即可。约1~2分钟（仅适用于囟门未闭或刚闭合不久的婴幼儿）。可镇静安神，通窍。注意：囟门闭合后或大孩子不做此手法。

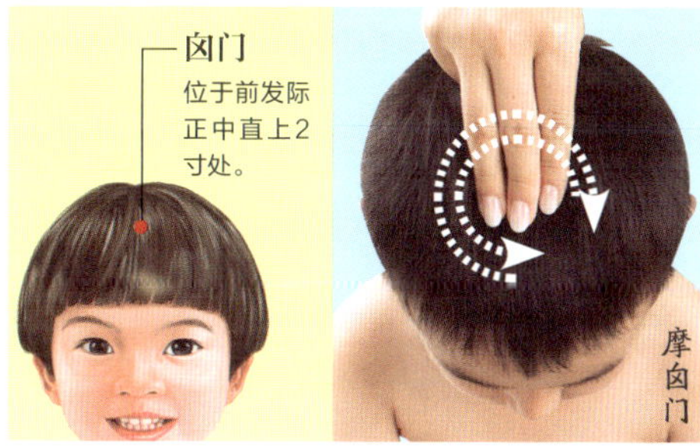

建议每个穴位每天各操作1次，孩子情绪波动时也可操作，尤其在睡前做有助于安眠。

特别提醒

清肝经、清心经方向是离心推（指根→指尖）。捣小天心要轻快柔和，勿用猛力。摩囟门务必轻柔，仅限小婴儿且囟门未闭或刚闭不久者。大孩子可重点做前3个手法。

◎ 家长操作通用注意事项

环境：选择温暖、安静、舒适的环境，避免孩子吹风着凉。

准备：家长洗净双手，修剪指甲，保持双手温暖。可准备少量婴儿润肤油或爽身粉（用于按摩介质，避免皮损）。

时间：选择孩子精神好、不饥不饱、情绪稳定时进行，每次总时长10~20分钟。

手法：“轻快柔和，平稳着实”是小儿推拿的核心原则。力度以孩子舒适接受，皮肤微红为度，切勿追求疼痛感，速度均匀。

沟通：操作过程中多与孩子交流，用温柔的语言安抚，可讲故事或唱歌转移注意力。

观察：密切观察孩子的反应，如出现哭闹抗拒、皮肤破损或其他不适，应立即停止。

禁忌：皮肤有破损、感染、创伤、烧伤、严重湿疹处禁做。急性传染病、高热、惊厥、严重心脏病、出血性疾病、骨折、肿瘤等患儿禁用或在医生指导下进行。饭后半小时内不宜做腹部操作。

坚持与观察：保健推拿需要坚持一段时间才能看到效果。同时密切观察孩子的症状变化，如有加重或无改善，务必及时就医。

（邓辉，翟松会，罗婕）

第二节 泡泡更健康

药浴，作为中医外治法的重要组成部分，利用皮肤这一人体最大的器官作为吸收通道，使药物有效成分透皮吸收，直接作用于经络脏腑，从而达到调和气血、平衡阴阳、扶正祛邪的目的。

泡澡益处多，让孩子爱上洗澡时光

◎ 促进循环，温通气血

适宜的温水（35~40℃）能有效扩张皮肤毛细血管，加速局部和全身血液循环。孩子泡澡后小脸蛋红扑扑，手脚温暖，精神焕发，这正是气血运行通畅的表现。

◎ 放松身心，安神助眠

水的浮力能减轻身体对关节和肌肉的压力，温水带来的温热效应能舒缓紧张的肌肉纤维，尤其能缓解孩子日间活动、学习带来的疲劳感。神经系统在温暖舒适的环境中会自然放松，副交感神经兴奋，有助于诱导睡眠。泡澡后孩子情绪更平和，哭闹减少，更容易进入深度睡眠。

◎ 辅助治疗，祛邪扶正

针对特定症状（如湿疹、感冒初起、积食内热等），选择合适的药材煎煮取汁进行药浴，药物有效成分（如挥发油、生物碱、苷类等）能通过皮肤吸收和蒸汽熏蒸，直接作用于病灶或相关经络，起到清热解毒、疏风散寒、祛湿止痒、健脾消食等作用，是内服治疗的有益补充。

泡澡准备，安全舒适是关键

◎ 水温把控是关键

使用水温计！尤其对于婴儿（推荐36~38℃）和无法准确表达感受的幼儿，水温计是必备工具，避免烫伤风险。夏季可稍偏低（接近35℃），冬季可稍偏高（接近40℃），但均以孩子舒适为准。

◎ 时长适度为宜

一般建议10~15分钟。时间太短，药效吸收不充分；时间过长，易导致孩子疲劳、皮肤发皱，甚至脱水、虚脱。

◎ 注意事项

避免空腹：饥饿时泡澡易引发低血糖，导致头晕、乏力甚至晕厥。

避免饱食后立即泡澡：饭后至少间隔1小时，否则血液集中体表，影响消化，易引起腹胀、呕吐。

防风保暖：提前关闭门窗，避免穿堂风（中医称“风邪”），尤其注意头部不要受风。冬季可提前开启浴霸或暖气预热浴室。

物品准备：

干净柔软的大浴巾。

干净的换洗衣物（宽松、纯棉、提前捂暖）。

一杯温开水（或淡盐水），用于泡澡中或泡澡后及时补充水分。

孩子喜欢的、安全的洗澡玩具（分散注意力，增加乐趣）。

润肤霜（泡澡后及时涂抹锁住水分）。

正确泡澡方法：步骤清晰，效果更佳

清洁先行：先用清水或温和沐浴露给孩子冲洗干净身体，去除皮肤表面的汗渍、污垢和油脂，为后续药物吸收扫清障碍。

药浴入水：将煎煮好的、过滤掉药渣的药液倒入浴盆/浴桶中，与温水充分混合均匀。测试并调整好水温。

水位适中：让孩子缓缓坐入水中，水位高度以 不超过胸口（心脏位置以下）为佳。避免水位过高压迫胸腔，引起胸闷不适。婴儿可采用坐浴或家长怀抱式半身浴。

按摩配合：在孩子身体适应水温后，家长可用手掌或指腹，轻柔、缓慢地按摩孩子的四肢（尤其是小腿、手臂）、后背（脊柱两侧）、腹部（顺时针）；力度适中，以孩子感觉舒适、不抗拒为准。避开皮肤破损处。

快速擦干：泡澡时间到，迅速用大浴巾包裹孩子，轻轻吸干水分（避免用力擦拭，尤其有皮肤问题的孩子）。

及时护肤：全身擦干后，3~5分钟内，趁皮肤毛孔仍处于开放状态、含水量高时，全身涂抹温和无刺激的儿童润肤霜，锁住水分，保护皮肤屏障。对于湿疹儿童，此步骤尤其重要。

保暖穿衣：立即为孩子穿上提前准备好的、宽松舒适的纯棉保暖衣物，特别注意头、颈、背、腹、脚等部位的保暖。避免立刻进入温差大的环境或吹风。

补充水分：可以给孩子喝些温开水，补充泡澡过程中流失的水分。

针对不同体质与状况的儿童泡澡建议

◎ 湿热体质

常见表现：易长痱子、红疹、口臭、大便黏滞、舌苔黄腻。

推荐方：金银花20克，薄荷20克。

功效详解：金银花清热解毒，疏散风热；薄荷清凉透表，疏风止痒。两者合用，能有效清除体内湿热之邪，缓解皮肤红痒、痱子、口臭等热象。

◎ 虚寒体质

常见表现：手脚冰凉、怕冷、易腹泻、食欲不振、面色苍白、舌淡苔白。

推荐方：艾叶30克，干姜10克。

功效详解：艾叶温经散寒除湿；干姜温中散寒回阳。两者合用，能温煦身体，驱散寒邪，改善怕冷、腹泻、手脚冰凉等症状。

使用要点：药材洗净（快速冲洗浮尘即可，避免过度清洗流失有效成分），加足量水（1.5~2升）浸泡20~30分钟后，大火煮沸，转小火煎煮15~20分钟。

滤去药渣，将药液倒入浴盆温水中混匀。药液浓度可视孩子年龄和耐受度调整，初次使用建议稍淡。

每周2~3次，调理体质贵在坚持，但也不宜过于频繁。症状改善后可停用或减少频率。

◎ 常见疾病辅助泡澡方推荐

请在医生指导下使用。

● **感冒初期（风寒/风热证初期，见喷嚏、鼻塞、流清涕或浊涕、轻微发热）**

推荐方：紫苏叶15克，荆芥10克。

● **皮肤瘙痒（非感染性，如荨麻疹、干燥性瘙痒、蚊虫叮咬）**

推荐方：苦参15克+地肤子15克。

● **咳嗽（外感风寒咳嗽，痰白清稀）**

推荐方：陈皮15克+桔梗10克。

注意：风热咳嗽（痰黄黏稠）慎用此方。

● **厌食、积食（脾胃不和，食欲不振，口气酸腐，腹胀）**

推荐方：炒山楂15克+炒麦芽15克。

● **便秘（实热或饮食积滞导致的大便干结、排便困难）**

推荐方：火麻仁15克+枳实10克。

注意：虚寒便秘（大便不干但无力排出、腹冷）不宜用此方。

◎ 安全提示

● **绝对禁忌**

皮肤大面积破损、溃烂、严重感染或有开放性伤口。药液可能刺激伤口或引起感染扩散。

高热（体温超过38.5℃）时。泡澡可能加重身体负担，不利于散热，甚至诱发惊厥。应优先采取物理降温或遵医嘱用药。

严重心肺功能不全、极度虚弱的孩子；对所用药物成分明确过敏者。

● **相对禁忌/慎用**

首次使用任何药浴方，务必先在孩子前臂内侧小面积皮肤上涂抹少量温热的药液，观察20~30分钟，确认无红、肿、痒等过敏反应后，方可进行全身药浴。建议从低浓度、短时间开始尝试；饥饿、过饱、剧烈运动后也不宜泡澡。

通用安全原则：

咨询医师：在给孩子使用药浴辅助治疗疾病或调理体质前，需咨询专业中医师或儿科医生。切勿自行诊断用药。

家长监护：孩子泡澡时，家长必须全程陪同，防止溺水、滑倒、烫伤等意外发生。即使是浅水，对幼儿也非常危险。

观察反应：泡澡过程中密切观察孩子的精神状态、面色、呼吸、出汗情况。如出现哭闹不止、呼吸急促、大汗淋漓、面色苍白或潮红等不适，应立即停止泡澡。

防止误服：药液应放在孩子无法触及的地方，防止误饮。

药液浓度：儿童皮肤薄嫩，吸收能力强，药液浓度应低于成人，遵循“宁淡勿浓”原则。具体浓度请遵医嘱。

药材质量：选择正规渠道购买、品质可靠的中药材。

（罗婕，翟松会，邓辉）